三型睡眠指南

理解睡眠类型，定制28天睡眠改变计划

〔澳〕奥利维亚·阿雷佐洛(Olivia Arezzolo) 著

殷树喜 译

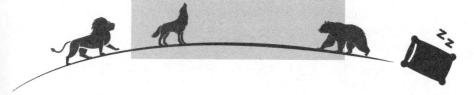

Bear, Lion *or* Wolf
How Understanding Your Sleep Type
Could Change Your Life

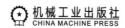

机械工业出版社
CHINA MACHINE PRESS

有人是天生的夜行者，有人是早起者，有人睡五六个小时就精力充沛，有人少睡一小时就难以支撑。每个人的睡眠状况千差万别，不可能有一套睡眠方案能解决所有人的问题。针对不同人群的睡眠特征，本书作者提出了睡眠类型的概念，并给出了个性化的睡眠解决方案。

跟随本书你将：理解睡眠的工作原理、睡眠障碍产生的原因，以及各种活跃因素对睡眠的影响；了解你的睡眠类型，在特定类型的具体指导下得到为你量身定制的科学睡眠解决方案，大幅提升你的睡眠质量。

BEAR, LION OR WOLF: HOW UNDERSTANDING YOUR SLEEP-TYPE COULD CHANGE YOUR LIFE by OLIVIA AREZZOLO

Text copyright © Olivia Arezzolo, 2022

Originally published in the English language in the UK by Lagom, an imprint of Bonnier Books UK Limited, London.

This edition arranged through BIG APPLE AGENCY, LABUAN, MALAYSIA.

Simplified Chinese edition copyright: 2022 China Machine Press All rights reserved.

北京市版权局著作权合同登记号　图字：01-2022-1904

图书在版编目（CIP）数据

三型睡眠指南：理解睡眠类型，定制28天睡眠改变计划/（澳）奥利维亚·阿雷佐洛（Olivia Arezzolo）著；殷树喜译. —北京：机械工业出版社，2022.11

书名原文：Bear, Lion or Wolf: How Understanding Your Sleep Type Could Change Your Life

ISBN 978-7-111-72089-8

Ⅰ. ①三… Ⅱ. ①奥… ②殷… Ⅲ. ①睡眠-调节（生理）-指南 Ⅳ. ①R338.63-62

中国版本图书馆CIP数据核字（2022）第220886号

机械工业出版社（北京市百万庄大街22号　邮政编码100037）
策划编辑：侯春鹏　　　　　　责任编辑：侯春鹏
责任校对：陈　越　刘雅娜　　责任印制：张　博
中教科（保定）印刷股份有限公司印刷
2023年4月第1版第1次印刷
148mm×210mm・5.75印张・1插页・127千字
标准书号：ISBN 978-7-111-72089-8
定价：59.80元

电话服务　　　　　　　　　　网络服务
客服电话：010-88361066　　　机　工　官　网：www.cmpbook.com
　　　　　010-88379833　　　机　工　官　博：weibo.com/cmp1952
　　　　　010-68326294　　　金　书　网：www.golden-book.com
封底无防伪标均为盗版　　机工教育服务网：www.cmpedu.com

前　言

你可能在想，作为本书作者，我是不是曾患有失眠症？我是因为失眠，还是因为别的原因而对研究睡眠充满热情？实话实说，我没有受过失眠困扰，但是我曾有严重的精神和身体健康问题，这从反面成就了今天的我，也是促使我写作此书的原因之一。

我在 14 岁时，患上了严重的抑郁症，甚至试图自杀。病情愈演愈烈。我 15 岁患上了暴食症，16 岁得了厌食症。因为暴食症，我住院六周，门诊治疗三个月。治疗的日子是我的人生低谷，也是转折点。

在我 17 岁住院时，一天晚上，我想去参加一个朋友的生日聚会，但负责照顾我的医护人员不允许我外出。这太糟糕了。我醒悟过来：如果我不变得好起来，那我这辈子就毁了。我仍然清楚记得那一瞬间：在那一时刻，我决定争取痊愈，选择生命和光明，抛弃死亡和阴暗。

伴随着这一决定，我的一切都改变了。我好好吃饭。我定期去看医生。我抛弃了负面想法。几个月之后，我痊愈了。我像正常人那样生活。经历了这一过程，我重生了，找回了回忆、喜悦、欢笑、友谊、与社会的联系，等等。我走出至暗时刻，做回最好的自己，重新爱上了那种欢乐、健康和充实的感觉。

你可能在想：这跟我想要帮助大家改善并享受睡眠有什么关系。请继续听我说。我在重病之后，获得了重生。我由此意识到，我的使命是帮助别人也做到这一点。所以，大学时我攻读了健康领域的学位：心理学、营养学、睡眠和运动科学。毕业后，我开始做健康辅导师。

一开始，我帮助客户解决各种问题：解压、减肥、激励，然后是睡眠问题。受益于我的指导意见，我的客户在改善睡眠方面取得了快速的转变。逐渐地，我成为一名在睡眠领域颇有影响的专家。

不久之后，我知道我成功了：很多新客户来找我解决睡眠问题，像丝涟和宜家这样的全球大品牌也请我做它们的媒体代言人。当全球最大的两家床具生产商突然联系我，让我为它们代言时，我确信我正做自己擅长的事情。那是在 2018 年。自此之后，我曾被美国《福布斯》杂志报道，这当然是我职业生涯的高光时刻。之后，我曾多次参加美国 NBC 电视台的《今日秀》节目，并曾接受英国 BBC 的采访。

除了在媒体上抛头露面之外，我帮助我的客户和更多的人改善了睡眠，最终帮助他们获得了新生。而这正是我 17 岁时设立的目标。

在帮助客户的时候，我发现很多客户在何时睡觉和何时起床方面有着截然不同的偏好。在这一领域做了一些研究之后，我意识到这就是**睡眠类型**（chronotype）的概念。这种分类系统将睡眠分为熊型、狼型和狮型，帮助我们理解睡眠和工作效率周期。我发现，当我调整策略，运用睡眠类型和睡眠周期理论改善客户的睡眠时，他们有了更大的收获，尤其是入睡更快，睡眠更深，起床后更有活力。

在我深入阐述之前，让我先快速介绍一下这几种睡眠类型。狮型人喜欢早睡早起。这类人一般是天生的领袖，积极、主动、目标导向。熊型人则起床较晚（经常在下午 3 点钟左右感到精力不济），一般为人稳健、慷慨、谦逊、可靠。狼型人则入睡和起床最晚，是三种睡眠类型中的夜猫子。他们充满乐趣，和蔼可亲，但也容易感到焦虑和压力。

如果你以前听说过睡眠类型，你可能还听过第四种类型：海豚型。这种类型的人时常感到疲惫，有极端的人格倾向，而且经常因为睡眠不足而有不少健康问题（如焦虑、抑郁、体重问题和糖尿病）。但是，我刻意选择在本书中不讨论海豚型。依据我的研究和辅导客户的经历，我认为海豚型实际上是狼型的一个极端版本。

我将睡眠类型概念应用于改善客户的睡眠，并大获成功。这也促使我根据我的睡眠类型来安排我的日程。顺便告诉你：我是狮型的，喜欢早睡早起。我们的睡眠类型预测了我们最有工作效率的时间段。我据此调整了我的工作时间，能够在更少的时间内完成更多的工作量。我还据此设定了我的锻炼、饮食、社交和私人时间，同样成果丰硕。因此，我现在在每一场合，不管是职场还是私人生活中，都呈现出最佳状态。

确定和理解睡眠类型，对我改善人际关系也助益良多。我母亲是熊型人。她在早上不像我一样活跃。因此，我上午探望她的时候，会给她一点独处空间，顺便再给她做杯咖啡。类似地，如果我的狼型朋友没能如约参加早晨 6 点钟的跑步，我并不怪罪他们，因为我知道这不符合他们的昼夜节律。

我认为我们都需要知道自己的睡眠类型，因为这有助于我们改善睡眠和健康状况，最终改善生活质量。如果这是你的愿望，那你就来对地方了。我只要求你信任这一流程，遵守计划，如有需要随时联系我，给我发电子邮件就好（我的网站是 oliviaarezzolo. com.au）。但是，请注意一点。我乐于帮助大家改善睡眠，但我不是医学专家。所以，在你服用营养补充剂或者大幅度改变自己的膳食和生活方式之前，最好先征求一下你的医生或专家的意见。

在你继续往下读之前，请准备好荧光笔和笔记本。在阅读本书的过程中，请写下关键想法、心得、有关的知识点，或者你愿意分享给所爱之人的任何想法。如今，睡眠不足影响到大约 80% 的人。你所关爱的人很可能也想要改善睡眠。我鼓励你将这些建议先用在自己身上。有了成效之后（我知道会奏效的），再将其与亲友分享。实际上，你根本不用费力气就能做到。在成功改善自己的睡眠之后，你可以鼓励他人充分发挥自己的潜力。

这是给亲朋好友的美好馈赠。同时，你也帮我履行了我的使命：通过改善睡眠，帮助别人在内在和外在生活中都达到最佳状态。我们携手，必将所向无敌。

愿你享受阅读此书，睡个好觉。

目　　录

第 2 部分　改善睡眠的策略

第 1 部分

你睡眠质量如何

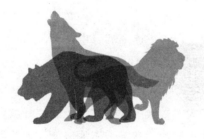

第1章

睡眠的科学

睡眠是所有人都喜欢的事。从沉睡中苏醒，焕然一新，脑子清醒，充满活力，准备大干一场。你还记得这场景吗？清晨，你睁开眼睛，发现自己一夜连个翻身也没有，熟睡了一夜，浑身充满能量，感觉很美妙，不是吗？

不幸的是，作为睡眠辅导师，我知道很多人并没有这么幸运。恰恰相反，我们大多数人的睡眠体验……往好里说，也是乏善可陈。对我们很多人而言，睡眠大不如以前：睡前焦虑，多梦，起床后比睡前还疲乏。

如果你就是这种情况，首先我要对你的睡眠体验表示难过。我多年来致力于帮助那些有各种睡眠问题的客户。我深深理解睡眠问题有多让人心力交瘁：总是感到紧张，无法放松，脑子里一片迷雾，甚至不记得把钥匙放在哪里了，还有那种在仅仅休息几个小时后的极度疲倦。我深深知道，失眠不仅仅是夜间的问题。它影响你生活的方方面面。

同时，我也很高兴，你来找我了。你找对人了。作为睡眠辅导师，我会帮你实现持久、真正的急剧变化。

可能你已经尝试过各种办法，失去了希望，觉得没有啥招数能真正起作用了。首先，我想对你说：你还没有尝试我的办法。我的策略是基于科学的，根据你的生物特性，也就是睡眠周期，来帮助你改善睡眠。其次，我会向你提供结构性工具，帮助你把新习惯坚持下去并使之成为自然而然之事，这对所有人都是个挑战，对我也不例外。最后，你还可以得到我书本外的额外支持。

所以，实际上你还没有尝试过所有办法。因此，我的方案完全可能对你有用。一开始，我的客户们也会有这样的疑虑。他们来找我时，他们的犹豫不决和对于睡眠的思考方式和你现在完全一样。但在短短几周的时间内，他们就能睡好觉了。我的客户包括戴维。他年轻时是一名舞厅 DJ，每夜睡不足四个小时就无法再次入睡了。在接受我的指导短短几个月后，他就能睡足七个小时了。还有莎莉。她睡前焦虑，只有借助于安眠药才能入睡。两个疗程之后，她可以在 15 分钟之内轻松入睡。还有杰西。她每晚醒来四次，难以继续入睡。经过我两周的辅导，她每晚只会醒来一次，上完洗手间后就能继续入睡。

这几个客户都曾经认为，他们无可救药，注定要终生心力交瘁。然而，他们选择信任我的指导，执行了方案。短短几周内，他们就可以正常睡眠了。这发生在他们身上，当然也可以发生在你身上。你只需要信任这一流程，遵守计划，在遇到困难的时候寻求帮助（因为你有可能会遇到一些困难）。无论是在顺利的时候、艰难的时候，或是在两者之间的拉锯阶段，我都在你身边。

首先，我们需要掌握一点关于睡眠的科学知识。这一基础会帮助你实现你梦寐以求的变化：睡眠时间更长，睡得更深，醒来时更有活力。

所以，我们这就开始吧。

睡眠不足

我们中的一些人深知，我们睡眠不足。经常精疲力竭，严重依赖咖啡因，感到倦怠却无法入睡，这些症状都是我们日常生活的一部分。但是，有些人则没有意识到这一点。早晨经常感到倦怠，很多人会说，这很正常。我们感到压力很大，焦躁不安，这是因为我们生活在日夜忙碌不停息的社会中，还是因为我们睡眠不良？我们工作效率低下，这和睡眠质量有关，还仅仅是因为对工作缺乏兴趣？

首先，我将分享一些睡眠不足的常见信号。这样你就可以确定你是否存在睡眠不良的问题。但是，请首先注意一点。某现象普遍存在，但这并不一定意味着它就不是问题。研究显示，77%的人每周都有睡眠不足的问题。这就意味着，我们大部分人实际上都睡眠不足，会有这些症状中的一些甚至全部。

1. 经常感到倦怠

非常疲倦，以至于走到厨房去弄杯咖啡都很难。这是睡眠不足最重要的症状。如果你是全职工作，你很可能就会有这种情况。全职工作者中，70%的人每晚睡眠不足七个小时，40%的人每周都在白天感到严重的疲倦。研究表明，狼型人睡眠最少，因此最有可能感到倦怠无力。但是，熊型人也不会好到哪里去。狮型人睡眠最多，是最不可能感到倦怠的类型。

2. 频繁出错

今天早晨你错把盐当作糖，倒进你的咖啡里了吗？或者把家门的钥匙当作车钥匙，试图发动汽车？再或者说，带错了午餐盒去单位，而浑然不觉？我从那些睡眠不足的客户那里，听到了很多这类故事。如果你也有类似经历，不要自责。你要知道，对睡眠不足的人而言，这些错误完全是正常的。睡眠不足会影响你的大脑额叶，这是大脑中负责决策、判断和时间管理的区域。澳大利亚睡眠健康基金会在 2016 年进行的一项调查表明，29%的职场失误可被直接归因于疲劳。也就是近乎三分之一。如果你也有上述经历，请不要觉得你自己有问题。你的身体只是在试图与你沟通："我需要更多的睡眠。"

3. 脑雾和记忆丧失

除了经常出错，记忆丧失也是睡眠不足的自然结果。如果某天晚上你没有睡好，你体内的 β-淀粉样蛋白会升高 5%。这是一种神经毒素。它会造成脑雾（brainfog），损害记忆，甚至导致阿尔茨海默症。是的。你没有看错。这说的是一晚的睡眠不足。数周、数月和数年的睡眠不足损害就更大了。

4. 工作效率低下

我们都想高效工作。但是，如果我们睡眠不足，那就很难高效起来。根据《美国健康促进杂志》2017 年发表的一项研究，睡眠不足五个小时会使我们的工作效率降低 75%。也就是说，平常 10 分钟就能完成的任务需要 40 分钟才能干完。如果你想今晚熬夜加班，以便在明天的工作中领先一步，那你就该重新考虑一下了。这对于勤劳的熊型人来说，确实有点令人不悦。他们一般都是对各项任务来者不拒的。不幸的是，如果我们睡眠不足，那就难以承担派发来的每项任务。我相信我们中的很多人都理解这一点。

5. 感到焦虑，无法"关机"

焦虑是我们社会的大问题。我本人也曾饱受焦虑之苦。而睡眠不足是导致焦虑的主要因素之一。美国芝加哥大学的一项研究表明，一个晚上的睡眠不足就会导致紧张激素皮质醇增高 37%，两个晚上的睡眠不足则会导致 45%的激增。其后果则是无法把身体"关机"入眠，感到疲倦却无法入睡，陷入负面情绪不能自拔。这导致了失眠的恶性循环：睡眠不足导致焦虑，从而更难睡好觉，而这又加剧了焦虑。同行评审期刊 *PLoS One* 在 2020 年发表的一项研究统计结果显示，就睡眠类型而言，狼型人最有可能被焦虑困扰，但这并不意味着狮型人和熊型人就免受焦虑侵袭之苦。

6. 免疫力受损

全球新冠肺炎疫情肆虐，我们都想增强免疫力，保护自己和我们所爱的人。但是，睡眠不足会深深伤害我们的免疫力。美国加州大学在 2015 年开展的一项研究表明，如果你每晚只睡六个小时，而不是七个小时，那你感冒的概率就增加了超过四倍。是的，仅仅少睡一个小时，就让你染恙的概率增加了四倍。

7. 肥胖和嗜糖

上午十点的松饼，下午三点的甜品，两者都让你难以抗拒。相信我。不仅仅是你有这个问题。如果我们睡眠不足，那么身体嗜糖就是正常且符合预期的。美国芝加哥大学 2004 年的一项研究表明，两晚的睡眠不足之后，被试对糖的嗜好增加了 45%。另外，你体内的饥饿激素释放肽会增加 28%，血清中的瘦素（一种激素，有抑制进食作用）会降低 18%。这意味着，你容易感到饥饿，吃饭时却更难感到饱足，更喜欢吃糖。所以，当你下次在工作时手总是忍不住去拿饼干而有负罪感时，不必抱愧。你可能只是睡眠不足。

现在你知道了，睡眠不足不只是让你感到倦怠。它令你产生脑雾，记忆衰退，焦虑不安，工作效率低下。它让你丧失自我，判若两人。你焦虑不安，无法放松，倦怠，只想躺在床上一动不动。相信我，我感同身受。

我虽未有过睡眠问题，但我曾饱受焦虑之苦。我理解这种束手无策的感觉。你无法好好生活。我也知道，当我陷入这样的感受时，我愿意付出一切，只求能获得解脱。我确信，你们中的很多人也有这种感受。

睡眠的结构

现在我确定，你在诧异：我睡足了八个小时，为何还感到疲倦？这关乎睡眠质量。你睡了觉，这并不意味着你睡眠良好。数量不等于质量。

就其性质而言，并不是所有的睡眠阶段都是一样的。轻度睡眠（非快速眼球运动第一阶段）时，我们几乎是半清醒的。进入稍微更深的睡眠（非快速眼球运动第二阶段）后，比较难唤醒。然后是深度睡眠（非快速眼球运动第三和第四阶段，又叫慢波睡眠）。深度睡眠是宝藏，它让我们在醒来焕然一新。

非快速眼球运动第一阶段

在理想状态下，睡眠 5%的时间停留在这个阶段。在此阶段，我们很容易被唤醒，醒后仍很疲倦。如果你睡觉时容易被噪声或声响打扰到，你可能就处在这一阶段。此阶段的脑电波主要是阿尔法电波。

非快速眼球运动第二阶段

这一阶段的睡眠比第一阶段略深。它（理想状态）占据你整个睡眠时间的 50%。和第一阶段相比，在此阶段时我们更难被唤醒，脑电波更慢。

睡眠梭状波现象出现在此阶段。这种现象对于学习和记忆很重要。它意味着我们在对新信息进行编码，使之成为长期记忆。《神经科学》杂志 2002 年发表的一项研究表明，一天的学习之后，睡眠梭状波活动比平常增加了 34%。

非快速眼球运动第三和第四阶段（慢波睡眠）

第三和第四阶段，又称慢波睡眠，是最重要的深度睡眠阶段。它的标志是特别缓慢的德尔塔脑电波。如果你总体睡眠时间的20%在此阶段，那就很棒了。慢波睡眠通常发生在晚上的前三分之二的时间（通常在凌晨 3 点钟之前）。它对于心理和生理的恢复至关重要。在生理恢复方面，70%的人类生长激素是在此阶段产生的。它是负责细胞修复和恢复的主要激素。如果你睡足了八个小时，醒来后仍很疲倦，那么很可能是因为你的机体没有产生足够的生长激素，你在慢波睡眠阶段没有停留足够长的时间。

就心理恢复而言，慢波睡眠同样重要，因为 β-淀粉样蛋白在此阶段被去除。如前所述，这是一种神经毒素。将其去除的过程让人头脑清醒，帮人保存记忆。如果我们的身体不能充分去除 β-淀粉样蛋白，我们罹患阿尔茨海默症的风险就会增加。脑中的 β-淀粉样蛋白斑块是阿尔茨海默症的典型症状。

慢波睡眠阶段的另一个特征是睡眠惯性。醒来时昏昏沉沉，仿佛醉酒一样。如果你在这一阶段被唤醒，则会感到踉踉跄跄、晕头转向、疲惫无力。这也正是小睡不宜超过 30 分钟的原因。否则，你可能会进入慢波睡眠阶段，醒后会感觉比睡前还糟糕。

就睡眠类型而言，狼型人应该注意：你倾向于晚睡，这一天然偏好意味着你有慢波睡眠不充足的风险。

快速眼球运动睡眠

我们要讨论的睡眠最后一阶段是快速眼球运动睡眠。慢波睡眠和快速眼球运动睡眠都是深度睡眠。但它们实际上差别很大。和在慢波睡眠阶段不同的是，在快速眼球运动睡眠阶段，人体发出高度活跃的脑电波，包括阿尔法波、贝塔波和伽马波。和慢波睡眠不同的是，快速眼球运动睡眠发生在夜间最后三分之一的时间里（通常在凌晨 3 点钟之后）。我们应当争取让 25% 的睡眠时间处于这一阶段。

快速眼球运动睡眠期间，发生三件事情：记忆巩固，梦以及情绪调节。

让我们先看看记忆巩固。慢波睡眠和快速眼球运动睡眠对于记忆都至关重要，但是原因迥异。在慢波睡眠阶段，我们对陈述性、方位性和视觉性记忆（例如，知道某物的名称和地点）进行编码。在快速眼球运动睡眠阶段，我们对程序性记忆（知道如何做某事）进行编程。

然后是梦。科学家发现，我们在快速眼球运动睡眠阶段做梦。但我们还不清楚，做梦是为什么。（所以，如果你想问我做梦的原理是什么，我很抱歉，我回答不了这个问题。但是，做梦可能和情绪调节有关，因为两者都发生在快速眼球运动睡眠阶段）。

最后一项，情绪调节。我们需要快速眼球运动睡眠来维持情绪稳定。《神经科学前沿》2012 年发表的一项临床实验研究显示，如果剥夺被试的快速眼球运动睡眠（在他们的睡眠时间中，只让他们有 4% 的时间处于快速眼球运动睡眠，而不是充足的 21% 的时间），他们会变得更容易情绪冲动。我们可能有理由认为这是因为整体的睡眠不足。但实际上并非如此。该实验也包括了另一组参加者。他们被剥夺了其他睡眠阶段，但却没有产生明显的情绪冲动。实验结果表明，缺乏快速眼球运动阶段的睡眠会导致情绪不稳定。

狼型人是最有可能缺乏快速眼球运动阶段睡眠的，因为他们通常睡眠时间最短。人体是优先安排慢波睡眠的。如果你睡眠时间不够长，你很难获得足够的快速眼球运动睡眠。

> **睡眠各阶段的最佳比例**
> 5%：非快速眼球运动第一阶段
> 50%：非快速眼球运动第二阶段
> 20%：非快速眼球运动第三和第四阶段，慢波睡眠
> 25%：快速眼球运动

你现在了解了睡眠的各个阶段。那就让我介绍一些更有趣的内容：睡眠类型。首先我将谈谈昼夜节律。你很快就会了解到，这和你的睡眠个性内在相关。

昼夜节律：与你的身体节奏同步

"昼夜节律"是个常见词。但是，在专攻睡眠之前，我并不真正理解它。简单来说，昼夜节律是我们人体的 24 小时生物钟，负责我们的睡眠—觉醒周期。它主要受两个因素控制：我们日常的 24 小时时钟（正如天亮-天黑周期），以及我们体内的 24 小时生物钟。在理想状态下，这两个钟对呼应。因此，我们的身体在晚上分泌褪黑素（睡眠激素），在白昼抑制褪黑素分泌。

但是，这两个钟并不总是呼应。这会导致昼夜错配和睡眠障碍。很多狼型人知道，尽管外部时钟表示，现在是睡觉的时间

了（天黑了），可我们的内在生物钟可能提示说，现在还不是分泌褪黑素的时间，因此我们仍然毫无困意。因为这个原因，很多狼型人难以入睡，他们受困于昼夜错配。

褪黑素真相

褪黑素是威力强大的睡眠激素。它帮助我们入睡并保持熟睡状态。它的分泌受昼夜节律控制。所以它主要由光线掌控。在没有光线的情况下，人体分泌褪黑素，我们感到昏昏欲睡。在有光线的情况下，褪黑素被抑制，我们感到精神振奋。昼夜节律遵照 24 小时的周期。褪黑素的分泌也有自己的周期。因此，我们每天晚上大约在同一时间感到困倦，每个清晨大约在同一时间醒来。

人工生产的褪黑素是辅助睡眠的补充剂。我们将在第 8 章深入介绍。

你的睡眠类型

理解你的睡眠类型对于你睡好觉至关重要。如果你没能做到这一点，这可能就是你至今未能成功改善睡眠的原因。简言之，睡眠类型是生理倾向的，让人在一定时间睡眠和起床。它显示了你的昼夜节律偏好。如前所述，我将睡眠类型分为以下三类。

狮型人喜欢早起早睡，是典型的"清晨型"。他们喜欢早晨 6 点之前起床，晚上 10 点之前睡觉。

熊型人喜欢略晚一些睡觉和起床。他们通常早晨 7 点起床，晚上 11 点左右入睡。

　　狼型人喜欢晚睡晚起。他们是夜猫子。如果可以选择的话，他们喜欢上午 8 点甚至 9 点起床，在午夜甚至 1 点钟入睡。

　　你将会发现，睡眠类型当然是非常复杂的。但我觉得，我应该把这些术语介绍给你。它们是本书的基石，也是懂得如何尽可能改善你的睡眠的关键。

回顾

　　我们在每一章的结尾都会提出几个关键问题。所以请你拿起笔记本，或者使用手机上的便笺功能，回答这些问题。在你读完每一章后，想想有哪些收获。所以请你在阅读的时候牢记这一点。

★　睡眠不足的七大关键信号中，你经历过哪些？

★　你在你的要好朋友、伴侣或同事身上发现过这些信号吗？

★　你经常睡足八个小时之后仍感到疲惫吗？如果是这样，现在你明白背后的原因了吗？

★　你觉得你有足够的慢波睡眠吗？为什么？

★　你认为你是哪种睡眠类型？

★　阅读本章后你最有价值的收获是什么？

第 2 章

参加小测试：发现你的睡眠类型

我猜想得到，当你拿起此书，看到书名的时候，你首先的想法是：啊，我想知道，我是哪种类型？熊型，狼型，还是狮型？或者说，你读完了前一章，学习了睡眠类型的基础，可能会想：呃，有时候我是狼型，其他时候我是熊型，这取决于我的心情，或者说取决于是不是周末！相信我，我不会漏掉你的。现在你需要发现你属于哪种睡眠类型。让我们参加一个小测试。选择好最适合你的情形后，在书上将对应的数字圈起来。

小测试：你属于何种睡眠类型

◎ 如果可以选择的话，你愿意清晨几点起床？

1. 6 点之前

2. 6 点到 8 点之间

3. 8 点之后

你喜欢何时入睡？

1. 晚上 10 点之前

2. 晚上 10 点到 12 点之间

3. 午夜之后

◎ 起床后你感觉如何？

1. 焕然一新，充满活力

2. 犯困，但是喝杯咖啡或茶之后就好了

3. 精疲力竭，我需要几个小时来完全苏醒

◎ 和别人相比，你需要多长时间的睡眠？

1. 更少：七个小时左右就好

2. 更多：我可以睡十多个小时

3. 平均水平：七到九个小时

◎ 你什么时候最有效率？

1. 中午之前

2. 上午 10 点到下午 2 点

3. 下午晚些时候和晚上

◎ 在职场中，别人如何描述你？

1. 领袖

2. 队友

3. 善于交际

◎ 在职场中，你的主要优势是什么？

1. 领导力、愿景和战略

2. 发现需要完成的任务，完成它

3. 创造力和不寻常的原创性想法

◎ 你认为你是：

1. 未来导向，总是思考未来

2. 未来导向和当下导向兼顾

3. 当下导向

◎ 如果你晚上外出，你有多大的可能性待到很晚，10 点钟或者 11 点钟？

1. 极少，那是我的入睡时间

2. 有时候，也许周末有一次

3. 经常，我喜欢深夜活动

◎ 你如何评价自己的整体健康情况？

1. 良好

2. 一般

3. 不良

◎ 你觉得保持身体健康容易吗？也就是说，睡眠充足，经常锻炼，合理饮食？

1. 是的，我堪称楷模

2. 有时候是，有时候不是

3. 不，我经常经不起诱惑

◎ 你的最大挑战是什么？

1. 完美主义

2. 对别人的要求说不

3. 睡眠

现在，将你圈起来（或者写下来）的数字加总，如果你的得分为：

12～19 分，你是狮型

20～28 分，你是熊型

29～36 分，你是狼型

狮型

简而言之，狮型人，积极、主动、目标导向，是天生的领袖。他们追求卓越，有责任心。因此成功人士中有很多都是狮型人。作为伴侣，他们沉稳，忠诚，为所爱的人尽心尽力。在朋友圈和家庭中，他们为关键的人际关系倾心付出，经常被誉为有"正面影响力"的人。

你的行为：你喜欢早起，有自己一套清早的常规活动。你一般会去健身，做瑜伽，或者跑步，开启一天的活动。你的工作效率在上午达到巅峰。所以你喜欢在上午先解决一天中最棘手的任务。到了下午晚些时候，你经常精神倦怠。因此你急需停下来充电：社交，锻炼，或者晒太阳。在晚上，你的能量处于最低点。所以你最喜欢轻松的晚餐，早早入睡。毕竟你想在早晨睡醒后充满活力。

职场中：你擅长战略分析，富于前瞻性。

生活中：你注重健康，厌恶风险，喜欢循规蹈矩。

人际关系中：你沉稳，热忱，乐于奉献。

社交中：你重质量，轻数量。你喜欢亲密的社交体验，而不是大型聚会。

最大的优势：你是领导者，积极上进，光芒四射。

最大的挑战：完美主义，难以聚焦于当下。你总是在思考未来，这有时候会害了你。

最好的职业：发挥你领导特质的职位：首席执行官、总监、经理、总裁、生产商、企业主。

健康问题：焦虑。

著名的狮型人：理查德·布兰森（维珍公司创始人），奥普拉·温弗瑞（美国顶级脱口秀主持人），蒂姆·库克（苹果公司首席执行官），安娜·温图尔（美国 *Vogue* 杂志的总编辑）。

熊型

踏实、稳健、谦逊、可靠。如果你是熊型人，别人在任何时间、任何事情上都可以信赖你。你是勤劳的团队成员。你喜欢待在团队中，深受团队的激励，不管是在工作中，还是在娱乐中。作为伙伴，你慷慨大方，乐于给予，经常把你所爱的人的需求看得比自己的需求更重要。

你的行为：你大约早晨 7 点起床。然后马上喝杯咖啡，让头脑清醒。一小时之后，也许再喝杯咖啡，你就准备大干一场了。短暂的休憩帮助你扛起整天的辛劳。到了下午三点，就像钟表一样准时，你感到困倦了。如果你睡眠不足，情况会更糟糕。到了晚上，你就更加无精打采了。但是，你有可能难以放松。

职场中：你有团队合作精神，勤劳，谦卑。

生活中：你灵活，放松。

人际关系中：你值得信赖，和蔼可亲。

社交中：你友善、体贴，喜欢让每个人都开心。

最大的优势：你天性勤劳可靠，不负所托，不管是在生活中还是职场上。

最大的挑战：你难以估计自己的需求。你经常疲于取悦他人，忘记了自己，忽视了自己的休息和放松的需要。

最好的职业：任何需要可靠性的工作，包括护工、护士、教师、公司员工，等等。你并不希冀成为领袖。但是你可能自然而然做到这一步，因为你勤劳肯干、热忱。

健康问题：疲劳和抑郁。

著名的熊型人：美国前总统巴拉克·奥巴马，英国小说家 J. K. 罗琳，阿里安娜·赫芬顿（美国《赫芬顿邮报》的联合创始人）。

狼型

狼型人是睡眠类型中的夜猫子。他们有两面：一方面，他们和蔼可亲，充满乐趣，令人振奋；另一方面，他们可能容易睡眠不足，因此而焦虑不安。在工作中，你富有创造力，在从事自己感兴趣的项目时会发挥出色。但是，在感到乏味时，你会轻易分神，可能会拖延任务的完成。在家庭中，你费心操劳，哪怕这让你精疲力竭。在社交中，你和很多圈子都有交往。但是，当你处于亲密关系中时，你可能会退出这些圈子，把大部分甚至所有时间都花费在你的伴侣身上。

你的行为：如果可以选择的话，你会在上午八九点甚至更晚起床，喝一杯双份意式浓缩咖啡，以此来开始你的一天。你上午工作效率低下，下午则渐入佳境。你发现自己越战越勇。如果你全神贯注做某事，你可能会一直工作到晚上，哪怕别人都已经下班了。但是，如果你决定停止工作，那你一般也会在晚上干点什么。毕竟你在晚上精力旺盛。但是，如果你睡眠不足，那你可能不太愿意外出，而是会在沙发上看奈飞视频。在所有的睡眠类型中，你入睡最晚，可能到凌晨才睡。但是，这对你来说无所谓。毕竟要享受生活，对吧？

职场中：你富于创造力，不循规蹈矩。

生活中：活跃，大胆，充满好奇，你喜欢探索新地方、人物和体验。

人际关系中：你很有情趣，无拘无束。

社交中：你希望每个人都能尽兴，你可能是最晚离开聚会的人。

最大的优势：充分利用每一天。但是，如果你缺乏睡眠，你可能无力做到这一点。

最大的挑战：早晨疲倦，晚上清醒。

最好的职业：创造性工作，如企业家、作家、歌手、舞蹈家、艺术家、设计师、发明家。

健康问题：失眠，双相情感障碍。

著名的狼型人：美国歌手法瑞尔·威廉姆斯，美国歌手 Jay-Z，埃隆·马斯克，猫王埃尔维斯·普雷斯利。

关于睡眠类型的常见问题

关于睡眠类型，我遇到的常见问题是："我可以改变睡眠类型吗？"我的回答是：可以。你的睡眠类型是由内部因素（你的基因）和外部因素（你的环境和破坏睡眠的因素）共同决定的。两者各起着一半的作用。所以，你不能改变你的 DNA，但你可以调整你的行为，修改你的睡眠类型。还有个问题是："我不符合我的睡眠类型的某些特征。这意味着我不属于这种睡眠类型吗？"不是的。这种情况确有发生。首先，你可能是混合型（详见下文）。其次，在任何给定时间，我们的睡眠类型的"真实"本质最多有80%能呈现出来（如果你受困于焦虑或失眠，那这个比例会更低）。

一个人有可能属于两种不同的睡眠类型吗？

不可能。但你可能处在两种睡眠类型的交点。例如，熊型和狼型的交点。这是很有可能的，如果你的小测试结果接近另一种睡眠类型：

- 19 分，你是狮型，接近熊型。
- 20 分，你是熊型，接近狮型。
- 28 分，你是熊型，接近狼型。
- 29 分，你是狼型，接近熊型。

每种睡眠类型有多常见

这个问题很难回答。但是，关于睡眠习惯的最新研究让我相信，也许狼型是最常见的睡眠类型。有理论曾经认为，50%的人是熊型，25%的人是狼型，25%的人是狮型。但是，《睡眠研究杂志》2020 年发表的一项研究表明，51%的人饱受睡眠问题之苦，这是狼型人的显著特征。

睡眠类型何时、如何产生

睡眠类型在主流媒体上还是个较新的概念。但是它在睡眠心理学中已有几十年的历史了。20 世纪 70 年代的一群瑞典科研人员首先对它产生了兴趣。首先是奥斯卡·奥奎斯特教授发表了论文《个人日常节律的研究》。然后詹姆斯·霍恩和奥洛夫·奥斯博格编制了晨晚调查问卷。该问卷至今仍在被采用，是本章小测试的基础。

生物钟学说在 2017 年再攀高峰。科学家杰弗里·霍尔、迈克尔·罗斯巴什和迈克尔·杨获得诺贝尔生理学或医学奖，获奖理由为他们在昼夜节律方面的发现，包括我们 50%的（不仅仅是睡眠-苏醒周期）基因都受到昼夜节律控制。

2021 年，睡眠周期研究达到了前所未有的高度，澳大利亚的顶级睡眠专家奥莉维亚·阿雷佐洛在她的畅销书中介绍了睡眠周期……

好吧。也许这最后一点还没有实现呢。但是，它正在到来。敬请期待！

海豚在哪里

这是个好问题，因为你可能听说过海豚型。我在本书前言中说过，我选择省略第四种睡眠类型，因为基于我的研究和我的客户的体验，我认为海豚型更像是狼型的极端版本。如果你曾经做过其他睡眠测试，被归类为海豚型，你可以重读本书对狼型的描述。我认为狼型的很多特征应该和你相符。

我和我的伴侣属于不同的睡眠类型。我们两人的昼夜节律显然不合拍。那么我们没戏了吗？

当然不是。你可能跟你的伴侣、朋友和家人有不同的睡眠周期，但你们仍然可以融洽相处。关键是妥协。当然，某些活动可能有"理想的时间"（如吃饭、起床、入睡、性爱）。但这并不意味着你在其他时间就不能做这些事情。为了让双方都取得最佳结果，试试取双方各自理想时间的中间点。

回顾

★ 你属于何种睡眠类型？

★ 你的睡眠类型的行为和个性特征描述与你的实际情况相符吗？

★ 你最好的朋友和/或伴侣是何种睡眠类型？

★ 如果能选择的话，你愿意是哪种睡眠类型？

★ 你在本章的最大收获是什么？

第 3 章

影响睡眠类型的因素

你将发现，内在因素和环境因素都能影响我们的睡眠类型。如果你是狼型人，你更需要知道这一点。就昼夜节律而言，我们很大程度上无能为力。但是要知道，昼夜节律并不是一成不变的。我们可以改变很多因素，让我们超越当前的情形。

内在因素

基因

你的父母和你的睡眠类型一样吗？我曾经提到过，我母亲是熊型，我是狮型。但我还没有提到过，我父亲是狮型，我兄弟是熊型。这并非偶然：我们 50% 的睡眠个性是由 DNA 预先设定的。

对我们的昼夜节律而言，最重要的基因是生物钟基因 PER3。学术刊物《睡眠》杂志 2003 年发表的一项研究发现，PER3 基因的长变体导致了人晚睡晚起（狼型人），而短变体导致了人早睡早起（狮型人）。

　　还有几个基因也和我们的昼夜节律有关。我们都有这些基因，但是只有少数人有以下特殊变体：

- PER1 和 PER2 是另外两种生物钟基因，这些变体和早睡早起有关。
- CLOCK 基因，它影响我们昼夜周期的长度。取决于你 CLOCK 基因的变体，你可能有"短"周期，那么更有可能是狮型；你也可能有"长"周期，更有可能是狼型。
- RGS16 和 FBXL13 基因，这些基因的变体让你更有可能成为狼型。

　　你的基因也会影响你需要的睡眠时间的长短，这也能影响你的睡眠类型。狮型人一般需要最短时间的睡眠。熊型人需要最长时间的睡眠。狼型人介于两者之间。DEC2 这一基因和我们的睡眠需求直接相关。美国加州大学 2018 年的一项研究发现，那些有这个基因的一个独特变体的人只需要 6.25 小时的睡眠就能感到休息充足了。而那些没有这个基因变体的人则通常需要 8.06 小时的睡眠，多出很多时间。另一个与短睡眠时间相关的基因是 DRB1 基因，它让人清醒。那些有这个基因变体的人具有睡眠时间更少，长期保持清醒的自然倾向。狮型人需要的睡眠时间最短。他们可能拥有这些"短睡眠时间"的基因变体。

> **睡眠类型和基因变体**
> 　　狮型：可能拥有 PER1、PER2、PER3、CLOCK 和 DEC2 基因的变体。

熊型：可能拥有互相冲突的基因变体：PER1（狮型的典型基因）和 RGS16（狼型的典型基因）。

狼型：可能拥有 PER3、CLOCK、RGS16 和 FBXL13 基因的变体。

睡眠类型和睡眠需求

不同睡眠类型的人每晚需要不同长度的睡眠时间来恢复活力。具体如下。

狮型：你需要较少到中等长度的睡眠时间，每晚睡 7 个小时，甚至更少，你就能休息好。

熊型：你需要很长的睡眠时间。你希望有 8~9 个小时的睡眠。如果达不到，你可能感到疲惫，需要依靠咖啡因、糖或酒精来撑过一整个白天。

狼型：和狮型一样，你需要较少到中等长度的睡眠时间。每晚睡 7 个小时左右的时间就够了。但是，如果你没有达到这个睡眠时间，那么睡眠不足可能导致你需要 8 个小时甚至更多的睡眠。

对光的敏感度

我会详细阐述光，因为它确实是我们的主要环境钟（控制昼夜节律的主要因素）。在讨论睡眠类型时，另外一个要考虑的重要因素是对光的敏感度。没有两个人是完全一样的。人们对光的敏感度也各异，而且这种差异是巨大的。澳大利亚莫纳什大学 2019 年进行的一项研究发现，一个人对光的敏感度可能是另一个人的

50 倍。高达 50 倍的差异！如果你对光高度敏感，夜晚微弱的光线
都可能抑制你的褪黑素水平，让你无法入睡。而同屋的人，比如
说你的伴侣或室友，在同样的光亮下，却可以安然入睡。

性格

啊。性格。不管它由自然决定（你的基因），还是由后天（你
的环境）决定，有一个事实是确定的：相同睡眠类型的人在性格
方面有一定的共性。但是，研究发现的是相关性。所以，我们很
难确定是睡眠类型决定了性格，还是反之。

我们明确知道的是，狮型人一般来说积极、主动、乐观、高
智商、有完美主义倾向、厌恶风险。他们最不可能出现神经质、
情绪大幅波动、成瘾。清晨活跃的人不太可能抑郁，虽说可能会
时不时地焦虑。

熊型人一般是沉稳务实的。（和狼型人相比）他们不太会喜怒
无常。他们平衡有度，勤劳肯干，在团队中发挥出色。在所有的
睡眠类型中，他们最不容易产生强迫症倾向。但是他们可能会受
到疲倦的困扰。

狼型人一般来说富有创造力，喜欢社交，喜欢找乐子，渴望
探索新鲜事物。他们常常难以全神贯注。和熊型人和狮型人相比，
他们更容易成瘾。在所有的睡眠类型中，狼型人最容易罹患失眠、
焦虑、抑郁和双相型障碍，一般来讲健康状况最差。

年龄

我记得，在我十几岁时，我在深夜很有精神头，经常半夜登

录 Myspace 和 MSN，在这些平台上聊得火热。我现在 31 岁了，如今我的精力高峰出现在早晨，我会在早晨 6 点钟跑步、写日志或做冥想练习。你是否也有这样的经历？在十几岁时，你经常熬夜活跃，但随着年龄渐长，你的入睡时间越来越早？年龄绝对在我们的昼夜节律偏好中起了重要作用。我在下一章中会详细阐述这一话题。

睡眠类型和不同的生命阶段

你可能注意到了，我们在走过不同的生命阶段时，睡眠习惯也在变化。我会在第 4 章介绍这种变化背后的原因。在此我介绍一下不同年龄段的最常见和最少见睡眠类型。

婴儿期和童年早期

最常见：狮型

最少见：狼型

学龄儿童

最常见：熊型

最少见：狼型

青春期

最常见：熊型和狼型

最少见：狮型

成年

最常见：熊型和狼型

最少见：狮型

老年

最常见：狮型

最少见：狼型

环境因素

居住地

　　还记得上次的野营吗？晚上 8 点钟的时候，你就睡觉了。没有了人工的光亮，我们更容易对自然的昼夜更替做出反应。这就意味着，你更倾向于早睡早起（像狮型人一样），正如你在野营时观察到的。科学研究也证明了这一点。《国际生物钟学》杂志 2014年发表的一项研究发现，那些生活在农村地区的人更有可能是狮型人。

回顾

　　★　你和你的父母有同样的睡眠类型吗？你的兄弟姐妹和你的父母有同样的睡眠类型吗？

　　★　在你不同的生命阶段，你注意到你的睡眠—苏醒偏好有变化吗？

　　★　你是否注意到，当你远离城市的时候，你更容易早睡早起？

　　★　影响睡眠类型的因素中，你感觉哪一个和你最相关？

　　★　阅读本章后你的最大收获是什么？

第 4 章

年龄和你的睡眠类型

我在上一章简要提到,随着进入不同的生命阶段,我们可能会有不同的睡眠类型。现在我详细阐述这种变化背后的原因。

婴儿期和童年早期(从出生到 5 岁)

> **事实概要**
> - 幼儿最常见的睡眠类型是狮型(69%)。年龄越小,越是早睡早起
> - 这一年龄段最少见的是狼型(1%)

每晚的睡眠需求

从出生到 3 个月:16~20 小时,每 1~2 小时醒来吃奶

3 到 6 个月：14 到 17 小时，晚上睡 9 到 11 小时，白天睡 4 到 6 小时

6 到 12 个月：14 到 15 小时，晚上睡 9 到 11 小时，白天睡 2 到 3 小时

12 到 24 月：13 到 15 小时，晚上睡 9 到 11 小时，白天睡 1 到 2 小时

2 到 3 岁：11 到 14 小时，晚上睡 9 到 11 小时，白天睡 1 到 2 小时

3 到 5 岁：晚上睡 10 到 14 小时，白天如有需要会小睡一次

有一件事情是确定的：婴儿睡觉……特别多。加拿大蒙特利尔大学 2010 年的一项研究强调指出了睡眠对认知能力发育的重要性。它发现，12 个月大时睡眠时间更长的婴儿，在长到 18 个月和 26 个月时，有更高水平的操作能力（包括将注意力从一项任务转移到另一项任务的能力，还有自我控制力）。英国牛津大学 2015 年的一项研究发现，如果婴儿学习了新词汇之后小睡一会儿，和没有小睡一会儿的婴儿相比，睡过觉的婴儿更有可能记住这些词汇。

在三个月大之前，婴儿其实没有睡眠类型。他们不分泌褪黑素，也没有规律性的昼夜节律。他们从母乳中摄取睡眠激素，睡眠时间没有规律，但是会在吃奶之后睡觉。不过，《科学报告》杂志 2017 年发表的一项研究指出，在三岁之后，大部分幼儿（69%）早起早睡（狮型人），只有 1% 的幼儿是狼型人。

婴幼儿时期的很多睡眠问题是由过度的室内照明导致的。这能让褪黑素的水平降低 71%，让婴幼儿抗拒入睡。许多父母都觉得自家的孩子就是不愿意睡觉，实际上抗拒上床睡觉的现象比你

想象的要普遍得多。美国科罗拉多大学 2013 年的一项研究发现，14%的婴儿、42%的三岁儿童、50%的五岁儿童有睡眠问题。

童年期到青春期（6 到 11 岁）

事实概要

- 睡眠需求：9～11 小时
- 五岁儿童最常见的睡眠类型是狮型，七岁儿童大约一半是狮型、一半是熊型
- 狼型是最不常见的睡眠类型

随着孩子的成长，他们的昼夜节律会发生变化，很多狮型变为熊型。原因如下。

- **生理**：随着幼儿进入童年期，他们的昼夜节律自然进行调整。他们晚上更清醒，清晨更困倦，倾向于稍微晚睡晚起一点。

- **学校的上学和放学时间**：在上学的日子里，孩子的日程基本是这样的：7 点起床、吃饭，8 点去上学，中间有几段课间休息时间，直到下午 3 点放学，玩耍到 6 点，然后吃晚饭，放松娱乐，睡觉。这和你已经了解的哪种睡眠类型吻合？是的，熊型。

- **电子设备**：随着孩子长大，他们也更渴望参加晚上的活动。我们如今生活的年代已经离不开手机、平板电脑、计算机或电视这些电子设备。你在第 5 章将会读到，这些发射出

蓝光的设备会让我们睡得更晚，而且经常缩短我们的睡眠时间。和狮型人相比，熊型人更容易受到电子设备的影响。

青春期（12 到 19 岁）

事实概要
- 睡眠需求：每晚 9 ~ 11 小时
- 十几岁的孩子中，狼型是最常见的睡眠类型
- 狮型是最少见的类型

熬夜的青春期岁月！我们喜欢将此现象归咎于电子设备。但是实际上没有这么简单。除了社交媒体和电玩游戏的诱惑，一些生理和社会心理变化也在其中发挥作用。

- **青春期：**所有的哺乳动物在经历青春期时都会倾向于晚睡晚起，不仅仅是人类。《发展神经学》杂志 2009 年发表的一项研究发现，这种变化非常显著，如果处于青春期的哺乳动物无法经历青春期，比如说被阉割了，那就不会产生这种昼夜节律上的变化。

- **对清晨光线的敏感度降低：**十几岁孩子对清晨阳光的敏感度变低，这自然导致他们在清晨不易醒来。原因在于他们下丘脑视交叉上核的结构变化。脑部的这一区域和褪黑素分泌有关。

- **科技：**当然，我们不能低估科技的影响。同行评议期刊 *BMJ Open* 在 2012 年发表的一项研究发现，那些在睡前使

用手机的青春期孩子需要一个小时以上入睡时间的概率会增大 48%，睡眠缩短 2 个小时的概率会增大 35%。对照组为睡前不使用手机的同龄人。入睡困难和睡眠不足都是狼型人的典型特征。

- **社交活动**：对十几岁的孩子来说，很多激动人心的活动在晚上举行（聚会和社交媒体上的聊天，这是两个典型例子）。因此他们愿意熬夜。但他们的大脑还没有发育完全，因此青少年比成年人更难以控制自己的冲动，更缺少自律。他们甚至熬夜到凌晨。

青少年的睡眠不足

我需要强调一个重要的现象。美国全国睡眠基金会2006 年发表的一篇论文发现，75%，也就是四分之三的青少年平均每晚睡眠不足 8 小时。不管原因是什么，这是个大问题。睡眠不足损害认知功能、基因和心理健康，这一点众所周知。

为了应对这一问题，有人建议推迟中小学或大学开始上课的时间。美国宾夕法尼亚州立大学 2017 年的一项研究发现，如果上午 8：30 之后开始上课，青少年平均每晚就会多睡 57 分钟。美国明尼苏达大学的科研人员发现，如果将中小学或大学开始上课的时间推迟一个小时，就能将青少年的机动车事故率降低 70%。此研究对家长和政府人员都应有所启迪。

成年期（20 到 65 岁）

> **事实概要**
> - 每晚睡眠需求：7~9 小时
> - 人们曾经认为，成年人中最常见的睡眠类型是熊型。但是，如前所述，狼型正在增加
> - 最不常见的是狮型

很多青少年是狼型，在成年后成为熊型。背后的驱动因素如下。

- **常见的工作时间**：我承认，新冠肺炎疫情暴发之后，我们的工作时间不再是以前的传统工作时间了。但是，大部分人依然从事着朝九晚五的工作。常见的工作时间和学校的上学放学时间相对应。所以选择熊型睡眠是一种较为合理的安排。我们可以想象一下：如果我们像早起早睡的狮型人一样很早起床，那么到了下午两三点钟就精疲力竭了。或者，如果我们像狼型人一样，在晚上精神抖擞，也会感到很沮丧，因为我们没有办法提高在工作场所的工作效率。我敢说，我们很多人都有这种感受。因此，做熊型人是一种理性的选择：早晨 7 点钟起床，唤醒能量，专注于一天的工作，然后在晚上休息和恢复精力。晚上 11 点钟左右睡觉，这样就能保证我们享受 8 小时的黄金睡眠。

- **社会心理**：基于类似的原因，做熊型人也有利于社交。在

一天的工作之后，熊型人仍有精力可以参与晚上的社交活动，例如喝两杯，散步，或者锻炼。而狮型人则做不到这一点。他们起床很早，到了晚上就无精打采了。

- **学生时代的习惯影响**：从 13 岁（左右）开始，我们的昼夜节律就是早晨大约 7 点起床，从早 9 点到下午 3 点保持高效率，然后休息，恢复精力，为第二天做好准备。哪怕我们从学校毕业了，我们的昼夜节律已适应了这一例行程序，而习惯本身是抗拒改变的。很多昼夜轮班工作者深知这一点。

普遍认为，熊型是最常见的睡眠类型。但是，睡眠问题在近些年日益严重。这是狼型人的典型特征。成年人主要面临下面这些睡眠问题。

- **衰老**：衰老过程自然减少了慢波睡眠。这导致我们睡眠较轻，不容易恢复精力。美国加州大学 2017 年的一项研究发现，和 20 多岁的同性别人士相比，30 岁以上的男性慢波睡眠减少了 50%，女性减少了 25%。

- **为人父母**：做父母本应该是很快乐的事情。但是，很多父母饱受长期缺觉之苦。2018 年的一项研究发现，婴儿的父母在孩子出生到 12 个月期间平均每晚只睡 4.5 小时。仅仅 4.5 小时！哪怕是在 12 个月之后，父母平均需要大约 6 年的时间才能完全从这一年损失的睡眠中"恢复"过来。

女性随着年龄的变化面临着如下的严峻挑战。

- **经前综合征**：女士们，这不是臆想。三分之一的经期妇女在月经之前和期间的几周内有睡眠障碍。在黄体期后期（月经期之前的几天），妇女会损失 15 分钟的睡眠时间。这是因为雌性激素和黄体酮的波动。它们在控制体温方面发挥作用。女性在月经期体温升高，这抑制了褪黑素的分泌。所有睡眠类型的女性都深受其害，只是时间点有所不同。研究表明，狮型女性最有可能在月经期前一周睡眠不良，熊型女性在经期前四天睡不好，而狼型女性则是在经期前一两天睡眠不佳。

- **怀孕**：怀孕让人充满喜悦，却对睡眠没有好处。学术杂志《产科医学》2015 年发表的研究指出，高达 94% 的妇女在怀孕期间有睡眠问题。这归因于以下几个因素。

  - 激素波动。激素，尤其是雌性激素的波动会破坏人体体温的稳定。褪黑素的分泌需要较低的体温。因此怀孕会加剧睡眠障碍。

  - 增高了的膀胱压力。醒来去上洗手间？不止一次？这很自然，因为孕妇的膀胱被不断长大的宝宝挤压了。

  - 不舒适感。怀孕期间腿和后背都很疼。这可能让你整夜辗转反侧，睡眠不佳。

- **更年期**：在怀孕和育儿之后，女士们都希望睡眠能恢复如常。但好景不长，到了更年期，女性又会遇到严峻挑战。加拿大多伦多大学 2020 年的一篇论文指出，60% 的绝经妇女有睡眠障碍，而未到更年期的妇女只有 30% 有睡眠问题。这主要是因为雌性激素在作祟。更年期出现雌性激素水平降低，妨碍褪黑素的合成，而褪黑素是入睡和保持熟睡所必需的。如前所述，雌性激素对保持较低体温至关重要，而褪黑素的产生需要较低体温。更年期还有一个因素导致睡眠问题，那就是黄体酮的降低。黄体酮通常帮助人体产生 γ-氨基丁酸。这种神经递质减缓中央神经系统的运行，让你感到镇定。它在白天让你感到放松，在必要的时候让身体"关机"休息。它在晚上让你快速入睡，睡得深，不容易醒来。更年期妇女的第三个顾虑是抑郁。印度乔治国王医科大学科研人员 2015 年的一项研究表明，20%的更年期女性感到抑郁。我马上就会讲到，抑郁是睡眠问题的风险因素。

老年期（65 岁以上）

事实概要

- 睡眠需求：7~8 小时
- 老年人最常见的睡眠类型是狮型
- 最少见的睡眠类型是狼型

如果你邀请奶奶晚上 9 点钟来吃晚饭，她（和我一样）很可能会拒绝这一提议：这是睡觉的时间了。随着身体的老去，我们会经历睡眠类型的显著变化。老年人中，狼型很少，熊型不多，狮型很多。原因如下。

- **昼夜节律的自然发展**：这和青春期基本上正好相反。老年人的昼夜节律很自然地倾向于早睡早起。

- **夜晚活动减少**：社会心理学发挥作用：熬夜既没有好处，也没有必要。熬夜狂欢到凌晨的时候过去了。老人（通常）将晚上用于自己非常需要的休息。
- **更轻松的日间活动**：老年人更喜欢在白天参与社交活动，尤其是他们退休后，不需要工作了。他们希望在这些活动中保持精力旺盛，而这些活动可能从清晨开始。至少一半的老年人有睡眠问题（我会在下文中详细阐述）。因此他们可能在度过一个快乐的上午之后，在下午感到疲倦乏力。所以他们会早早休息，这是狮型人的特征。

如前所述，我想你自己也注意到了，老年人几乎都有睡眠问题。主要原因如下。

- **衰老的眼球晶状体**：衰老的自然过程使得眼球的晶状体变黄，由此减少了进入眼睛的蓝光量。过度的蓝光对人有害，但适度的蓝光实际上是有益的。它帮助人调节昼夜节律，保持稳定的入睡—苏醒周期。
- **（保障睡眠的）激素的持续衰退**：老年妇女的雌性激素和黄体酮水平继续下降。正如我在前面提到更年期时所说的，这加剧了睡眠障碍。还有，作为衰老的自然结果，男性和女性都面临睾丸素的减少。这也是个大问题。睾丸素的减少程度和睡眠失常的严重程度正相关。
- **共存性疾病**：老年人睡眠不佳，还有一个原因是慢性病的困扰。下文会讲到，很多疾病，例如抑郁、肥胖和阿尔茨海默症，都会增加睡眠不良的可能性。
- **慢性疼痛**：我奶奶有关节炎。犯病的时候，她辗转反侧，整夜难寐，疼痛难忍。不幸的是，她的这种情况在老年人中很普遍。同行评议杂志 *BMJ Open* 2015 年发表的一项研究发现，53%的老年人受慢性疼痛的折磨，他们中的很多人肯定难以安然入睡。

- **用药**：很多老年人经常服药，这会加剧睡眠问题。我在此简单说一下这个话题，在第 5 章会详细讨论。用药是很多老年人睡眠不佳的原因。
    - 服用抗抑郁药物的人有 17%的人失眠，几乎是不服用此类药物的人的两倍，后者只有 9%的人失眠。
    - 那些服用止痛剂，例如阿片类药物的人，失眠的可能性增加了 42%。
    - 服用消炎药，例如阿司匹林的人，和不服用此类药物的人相比，晚上睡不着的时间要增加一倍。
- **维生素缺乏**：很多老年人缺乏有利睡眠的营养素。美国医药协会 2010 年指出，老年人中 67%缺镁，46%缺乏维生素 C，32%缺乏维生素 B_6。下文会讲到，这对睡眠是个大问题。
- **小睡**：学术刊物《睡眠医学》2016 年的一项研究表明，27%的 65 岁以上人群经常小睡，而对照组只有 12%的人经常小睡。和不小睡的日子相比，人们在小睡的日子里平均要多花 39%的时间来入睡。

回顾

- ★ 你处于哪个生命阶段？本文提到的睡眠周期与挑战和你有关吗？

★ 如果你曾经或正在受困于睡眠问题，这些问题对于你这个
　年龄段的人来说是常见的吗？

★ 本章是否帮助你更好地理解了家庭成员的睡眠规律，以及
　为何各家庭成员分别属于特定的睡眠类型？

★ 本章中最让你吃惊的内容是什么？

★ 你阅读本章最大的收获是什么？

第 5 章

破坏睡眠的因素

我们大多数人都喜欢在深夜玩会儿手机，看看奈飞视频，或者在电脑上工作到很晚，而我们自知不应该这么做。这种诱惑难以抵抗，是吧？你乐在其中。哪怕已经是晚上 10 点，你觉得好像是下午，你可以继续奋战几个小时。让我坦言相告：我也发现自己很难同电子产品脱钩，但是最终我决定毅然放手，因为我知道它们对我的睡眠影响很坏，对我第二天的能量破坏则更大。

以下罗列了破坏你睡眠的重要因素。它们让你难以入睡和熟睡，让你在第二天清晨困倦。我还将阐述这些因素如何关乎你的睡眠类型。这还回答了一个问题：**这些破坏睡眠的因素对我来说，究竟有多糟糕？**

睡眠差的三大原因

1. 光

控制我们昼夜节律的主要环境因素是光。美国芝加哥拉什大学医学中心 2014 年的一项研究发现，4 个小时的人造光可以将人体的褪黑素分泌推迟不止一个小时。褪黑素对我们轻松入睡至关重要，这就意味着我们家里的灯光可能会导致我们睡眠障碍。哪怕你将灯光调暗，《美国科学院院报》2019 年刊登的一项研究表明，整夜未关的暗灯可以让褪黑素合成降低 50%，也可能会导致你半夜醒来。但是，并非所有的光都是一样的。

蓝光源自荧光屏和室内灯光，对睡眠影响最大，尤其是在睡前的几小时里。另一方面，个人对光的敏感度也非常重要（如前所述，这方面的个体差异巨大）。如果你不知道自己对光有多敏感，那就干脆尽量避开它。

蓝光是什么？

蓝光指的是波长在 400～500 纳米的光线。它会影响人的睡眠和清醒时间。它向松果体释放信号，抑制褪黑素分泌，让你不困倦。在白天，这当然是个优点。但是，这在晚上就是个问题了。我们会感到已经很累了，但是无法放松入睡。

2. 电子设备

　　根据 2011 年"美国人的睡眠"调查，大约 90%的美国公民在睡前一个小时使用电子设备。在晚上使用电子产品使很多人受困于一系列睡眠问题：无法入睡，经常醒来，无法熟睡，醒来时昏昏沉沉，非常疲倦。简而言之，电子产品是破坏睡眠的重大因素，对各种睡眠类型的人都是如此。

　　那些**入睡困难**的人应该知道以下内容。*BMJ Open* 杂志 2012 年发表的一项研究发现：

- 在入睡前一小时使用手机会使你需要花费至少一小时来入睡的可能性提高 48%；
- 在入睡前一小时使用电脑会使你需要花费一小时来入睡的可能性提高 52%。

那些**睡眠不足**的人应该知道以下内容。该研究还发现：

- 在入睡前一小时使用手机会使你损失至少两小时睡眠的可能性提高 35%；
- 在入睡前一小时使用电脑会使你失去至少两小时睡眠的可能性提高 53%。

　　哪怕你在电子设备上使用夜间模式，你仍然可能饱受睡眠障碍之苦。美国纽约州的伦斯勒理工学院 2018 年的一项研究发现，夜间模式只能将蓝光对你的褪黑素水平的负面影响减少 4%。具体而言，不用夜间模式的情况下，蓝光使褪黑素水平降低 23%。在启用夜间模式的情况下，蓝光使褪黑素水平降低 19%。夜间模式只造成了区区 4%的差异。

如果你不怎么看电脑和手机，但是爱看电视，那会怎么样？你可能会轻松入睡。我承认，晚上 9 点之后的任何时间放映一部电影，我就会在两分钟之内睡着。但是，你可能会在夜间醒来后就再也睡不着了。不仅仅是你我有这个问题。前面提到的 *BMJ Open* 2012 年发表的研究指出，那些在睡前看电视的人最有可能在夜间醒来。

最后，如果你使用电子阅读器，你可能觉得你避开了电视和手机，做对了事情。不幸的是，并非如此。美国哈佛大学布列根和妇女医院的睡眠科学家 2018 年的一项研究发现，电子阅读器可以让褪黑素水平降低 55%。

不言自明的是，不管你是狮型、熊型还是狼型，请放下你的电子设备吧。

电子设备的使用妨碍我们所有人的睡眠。在此方面受害最深的是狼型人，因为他们在深夜特别清醒，需要一点刺激，这一点我们可以理解。狼型人还更容易成瘾（2016 年德国海德堡大学的一项研究指出）。所以狼型人更容易在深夜玩手机和看奈飞视频。

电子设备为何让我们上瘾？

成瘾的生理基础在于大脑的奖励路径。每次你收到一条信息，看到表情包而发笑，玩电子游戏获胜，或者在你的 Instagram 上获得"点赞"，你都会分泌多巴胺。这种神经递质让你感觉良好。因此，我们会重复那些会刺激多巴胺分泌的动作。如果你感到压力很大，那你的多巴胺水平往往很低，这让你从电子设备中获得的愉悦更加诱人，也更加有成瘾性。久而久之，这一过程控制了负责决策和判断的大脑额叶。因此，如果你为自己无法戒掉电子产品而愧疚，不必自责。这是由你的生理决定的，是完全正常的。

3. 压力

这对我们所有人都并不新奇。但是，在导致我们无法入睡的因素中，压力是头号杀手。这并非偶然。我们的生理特征决定了这一点。压力大的时候，我们的身体受到刺激，分泌肾上腺素，进入"战斗或逃离"模式。在历史上，我们这个物种凭借这个机制得以存活下来。例如，如果我们因为遇到猛兽而倍感压力，我们的肾上腺素会激增，让身体获得额外能量，这样我们就能逃得更快，或者战斗得更顽强，从而脱离危险。因此，这种生理特征让我们在自然演化中享有优势。但是，这里的关键词是"在历史上"。

这套生理系统现在对我们没啥好处。我们极少面临捕食者这种暂时性威胁了。我们现在因为现代社会的压力而紧张，而且长期如此。工作、社会责任、攀比，我们的压力并不会像山中的猛兽一样消失。相反，压力整日整夜不消褪，就像永恒的背景杂音。因此我们现在长期受到刺激，靠肾上腺素生活，挣扎着想休息一下，不管是白天还是黑夜。

你也许就是这种情况，正在想：**哎，我永远也不能好好睡觉了，我总是感到紧张不安**。那就好好阅读此书吧。我保证，不管你是狮型、熊型、还是狼型，我都有办法让你解决这一问题。但是，现在你只须知道，压力是破坏睡眠的主要因素。根据《抑郁与焦虑》杂志 2021 年发表的研究，狼型是最容易受困于与压力相关问题的睡眠类型。

压力巨大的时候

你可能注意到，在新冠肺炎疫情期间，你的睡眠质量很差。这不是你一个人的问题。失眠变得非常普遍。所以睡眠专家创造了一个术语"新冠失眠"。不确定性、不稳定性和封城（类似的因素还有不少），更长时间地暴露于电子产品的蓝光，还有我们的日常生活规律因为疫情而改变，都导致了巨大压力。这让很多人睡眠不佳，而他们在疫情之前睡眠良好。

膳食

意大利有句名言，食物即生活。在睡眠方面，类似的说法也是对的。有些时候，食物有益睡眠。有些时候，食物破坏睡眠。问题不仅仅在于我们吃什么，怎么吃和什么时候吃也很重要。

深夜进食

你可能注意到了，深夜的小食可以让你保持几个小时不睡。这不是你的想象。你越是在临近睡觉时吃东西，越需要花费更长的时间入睡。《临床睡眠医学杂志》2011 年发表的一项研究指出，同一被试在入睡前一个小时食用了高碳水食物和在入睡前四个小时食用同样的食物相比较，前一种情况平均要花费额外 47%的时间来入睡。

更严重的是，深夜进食会打乱昼夜节律，让你在早晨更加疲倦。在所有的睡眠类型中，狼型人受害最深。*PLoS One* 期刊 2013 年发表的一项研究发现，和狮型人相比，狼型人会在晚上八点后摄入大约 50%额外的卡路里（晚餐或深夜小食）。所以，尽管晚上 9 点钟和朋友吃宵夜或者深夜来点零食很有诱惑性，请你尽量在入睡前三到四小时避免进食。

蛋白质摄入不足

蛋白质对于褪黑素的分泌至关重要。色氨酸是蛋白质中的一种氨基酸，是褪黑素合成之前的前体。因此，如果蛋白质摄取不足，会损害你产生褪黑素的能力，从而让你难以入睡。2016 年发表在同行评审期刊《营养学进展》上的一项研究发现，蛋白质摄入量低会导致入睡困难和起床时精神不振。证据还表明，蛋白质摄入量越低，睡眠问题就越严重。

就睡眠类型而言，你的蛋白质摄入量和你的睡眠类型之间没有明确的相关性。就饮食而言，可能更相关的因素是，你是否是素食主义者？因为素食者的蛋白质摄入量很可能要低于非素食者。这对于狮型、熊型和狼型来说都是适用的。

高饱和脂肪摄入

喝着咖啡吃块巧克力，奶酪拼盘的野餐，面包涂上黄油。这就是甜蜜生活吧。但是，对睡眠而言，这些并不是好东西。这些食物，还有其他的高饱和脂肪食物，如全脂乳制品、冰淇淋、炸鸡、动物脂肪等，实际上会破坏慢波睡眠和快速眼球运动睡眠，让人在白天感到困倦。

高糖

当睡眠不足时，你对糖几乎没有抵抗力。如第 1 章所述，美国芝加哥大学在 2004 年的一项研究中发现，仅仅两晚睡眠不足之后，我们对高糖碳水化合物的渴望就增加了 45%，更不用说连续数周或数月的睡眠不足了。这导致了失眠的恶性循环：美国哥伦比亚大学 2020 年的一项研究发现，与糖摄入量较低的人群相比，糖摄入量最高的人群患失眠症的可能性要高出 16%。我们中的任何一个睡眠不足的人，无论是狮型、狼型还是熊型，都面临被这个破坏睡觉的因素所困扰的风险。

咖啡因

没有什么能比清晨喝杯咖啡更令人愉悦了。但是，作为你的睡眠辅导师，我必须要告诉你一个坏消息：美国底特律市亨利·福特医院 2013 年的一项研究表明，咖啡因可以将睡眠时间缩短一个多小时，并使入睡时间增加一倍。睡前一小时、三小时，甚至六小时喝咖啡都会有这种情况。所以，是的，下午的浓缩咖啡也会影响你的睡眠。

你可能会说，"我只在上午喝咖啡，所以没事的。"不幸的是，这不是事实。瑞士苏黎世大学 1995 年的研究表明，上午的两杯咖啡也能减少你的睡眠时间。

我们往往认为，狼型人喝咖啡最多。但是南澳大利亚大学 2016 年的研究表明，和睡眠良好的实验参加者相比，睡眠不良的实验参加者（狮型、熊型和狼型都有）摄入的咖啡因要多出 32%。

锻炼

锻炼可以帮助睡眠。但当你睡眠不足时，这是一项相当艰巨的任务，甚至步行到你车里似乎都太费力了。不幸的是，这会导致失眠的恶性循环。运动不足是造成睡眠质量低下和睡眠不足的风险因素。

就睡眠类型而言，2011 年发表在《睡眠》杂志上的一项研究发现，与狮型和熊型相比，狼型人每天从事体育活动的时间通常少 27 分钟。而且，熊型人的运动量也偏低。

至于深夜运动，温和到中等强度（例如饭后散步）都没有问题，但此时剧烈运动则不宜。如果在睡前一小时或更短的时间内进行高强度锻炼，会导致体温升高、心率加快和皮质醇水平升高，这都不利于睡眠。在所有睡眠类型中，这方面风险最大的是狼型，因为他们在晚上自然是最有活力的，所以他们觉得夜间锻炼似乎是合乎逻辑的。如果你确实觉得晚餐后需要锻炼，请尽量确保强度适中，并在睡前至少 90 分钟停止锻炼。根据 2020 年发表在《欧洲体育科学杂志》上的一项研究，低强度的运动不会对睡眠产生不利影响。

物质滥用

晚上喝一杯似乎有利于睡眠。但是，请相信我，这不是事实。酒精和其他不当物质显著损害你的睡眠。

酒精

根据《护理研究杂志》2019 年发表的一项研究，饮酒者中 75% 的人醒来过早，69% 的人难以保持入睡状态。

而且我几乎可以确定，这些夜间醒来何时发生，大约在凌晨 3 点或 4 点左右。造成这种情况的第一个原因是"反弹效应"。这是一个用于描述皮质醇飙升的术语，这种情况发生在酒精的镇静作用消失后。

饮酒还会造成慢波睡眠和快速眼球运动睡眠之间的不平衡，导致更多的慢波睡眠和更少的快速眼球运动睡眠。这会降低整体睡眠质量，从而导致睡眠时间缩短和更多的睡眠中断。

《国际生物钟学》杂志 2012 年发表的一项研究表明，狼型可能比狮型或熊型饮酒更多。然而，鉴于饮酒是我们应对困难的最常见手段之一，所有睡眠类型的人都应密切关注酒精摄入，以尽可能提高晚上睡个好觉的机会。

> **小酌几杯，应该没事吧？**
>
> 不幸的是，喝几杯酒会有问题的。《JMIR 心理健康》杂志 2018 年发表的一项研究表明，即使是少量饮酒，例如

喝两杯酒，也会让睡眠质量降低 9%，中度饮酒会使睡眠质量降低 24%，而大量饮酒会使睡眠质量降低 39%。

你可能有第二个想法。下午喝几杯怎么样？这当然不会影响睡眠，因为这种影响会在睡前消失。诚然，这强于在睡前饮酒，但下午饮酒仍然具有破坏作用。残留在你体内的酒精仍然可以抑制快速眼球运动睡眠，并导致夜间醒来。

吸烟

研究表明，吸烟者的睡眠时间平均每晚减少了 43 分钟，夜间醒来的频率更高，享受到的慢波睡眠和快速眼球运动睡眠更少。如果你在晚上吸烟，这种情况尤其可能发生，因为尼古丁是一种兴奋剂，它让你保持清醒，这和咖啡因类似。

很抱歉，我要指出，电子烟也强不到哪里去。关键因素是尼古丁摄入的剂量。

就睡眠类型而言，英国基因数据库对超过四十万人进行的一项研究发现，狼型人吸烟的可能性是熊型的两倍，而熊型人吸烟的可能性高于狮型。

大麻

美国密歇根大学 2016 年的研究发现，每天吸食大麻的实验参与者的睡眠质量比不吸食大麻的实验参与者差 48%，他们难以保持入睡状态。大麻会抑制慢波睡眠和快速眼球运动睡眠。狼型人最容易使用成瘾物质，所以这方面的风险最大。

可卡因

　　这种派对毒品越来越常见。它让使用者彻夜不眠，进而导致第二天早上睡过头，以偿还"睡眠债"。摄入可卡因会导致昼夜节律失调，让人晚上频频醒来。

处方药和非处方药

　　一些处方药和非处方药会影响睡眠。在我说明此问题的原因和程度之前，请你注意，如果你在服用药品，请咨询你的健康专家，讨论最佳方案以及是否有替代方案。绝对**不要**在没有适当医疗指导的情况下停止服用你的处方药。

止痛药（阿片类药物，如可待因和吗啡）

　　这是一把双刃剑：痛得无法入睡，止痛药又让你睡不着觉。2018 年发表在《睡眠健康》杂志上的一项研究发现，与非用药者相比，（慢性止痛药）阿片类药物使用者失眠的可能性要高 42%。在所有的睡眠类型中，狼型人更有可能服用这些药物，所以要格外小心它们对睡眠的负面影响。

消炎药

　　即使是不起眼的阿司匹林也会给你的睡眠带来灾难。加拿大多伦多大学 2014 年进行的一项研究发现，那些在睡前服用阿司匹林的人在床上有 20%的时间是醒着的，这是未服用者的两倍。然而，当我们生病时，流鼻涕、咳嗽和全身酸痛等症状很可能会阻止我们入睡，或导致我们在夜间醒来，因此我们需要权衡服用阿司匹林的风险和可能的益处。

> **安眠药/苯二氮䓬类药物**
>
> 安眠药可以帮助你入睡并保持睡眠，但问题是第二天会发生什么。2015 年发表在《睡眠障碍》杂志上的一项研究指出，高达 80%的苯二氮䓬类药物使用者在服用后第二天会感到疲劳和头晕。这种疲劳现象非常严重，健康专业人士称之为"苯并宿醉"。《精神病学时报》2010 年发表的一篇论文强调，在没有改善睡眠的替代方案的情况下，有 40%的使用者长期服用安眠药，尽管他们中大多数人都知道专家不建议这样做。这加剧了"苯并宿醉"。
>
> 在所有睡眠类型中，狼型人最有可能服用精神病类药物，这可能包括安眠药。

职业因素

工作时间

在办公室长时间工作，已经不止一次了吧？虽然这可能有助于你的工作，但它绝对不利于你的睡眠。澳大利亚昆士兰大学 2017

年的一篇论文指出，每周工作 40 小时以上的人睡眠不足（每天少于 7 小时）的可能性要高 65%。众所周知，熊型人勤劳肯干，狮型人是完美主义者，这可能意味着他们中的许多人都饱受这个睡眠破坏因素的折磨。

昼夜轮班

我对昼夜轮班工作者非常了解。我的熊型母亲是照顾老人的护士。由于昼夜轮班，她的睡眠节律紊乱。这不仅仅是她一个人的问题。《睡眠医学诊所》杂志 2010 年发表的一篇论文指出，75% 的昼夜轮班工人夜间有睡眠障碍，其中 90% 的人在白天感到疲倦。类似地，韩国汉阳大学 2020 年的一项研究发现，昼夜轮班工人患失眠症的可能性是非轮班工人的 2.5 倍。

此问题的原因可以追溯到最早的人类生理构造。从本质上讲，昼夜节律已有数千年的历史。我们被先天设定，在天黑时间睡觉，并在阳光照射期间保持警觉。对于昼夜轮班工人来说，你面临着一场艰苦的战斗：你实际上是在与你的生理规律作战。

狼型人，我很高兴地告诉你，在这个破坏睡眠的风险因素面前，你不是最脆弱的。由于其天生的生理倾向，狼型人实际上可以很好地适应夜班工作。然而，狮型很可能会在上夜班时苦苦挣扎。

缺乏阳光照射

随着工作时间的延长、室内休闲活动（比如看奈飞视频）的增多以及对皮肤癌的担忧，整个社会的人都越来越缺乏阳光照射。

这对我们的睡眠来说是个问题。原因如下。

首先，阳光是维生素 D 的天然来源，维生素 D 是一种有利睡眠的微量营养素。《营养素》杂志 2018 年发表的一项研究指出，如果我们缺乏维生素 D，那我们睡眠不佳的可能性会增加 59%。

其次，阳光促进血清素（快乐激素）的产生。我在后面的章节中会阐述这种激素对心理健康至关重要，因此也对我们的睡眠健康影响很大。

最后，阳光（特别是在早晨）会重置昼夜节律，让我们在白天感到精力充沛，在晚上感到困倦。然而，我们中的许多人都选择不参加清晨散步，而是选择睡懒觉。结果是我们现在依靠破坏睡眠的咖啡因为我们提供日常动力，这可能会导致进一步的问题。

在所有的睡眠类型中，那些喜欢晚睡晚起的人（很多狼型人是这样的）最有可能错过至关重要的清早阳光。然而，生活在阳光有限的地方（如冬季的北半球国家）的所有睡眠类型者也都可能会受到阳光不足的影响，从而导致睡眠问题。

睡眠常规

除了睡眠外的床上活动

尤其是在那些寒冷的日子里，在床上看电视或工作似乎是一个好主意。我完全理解！但为了你的睡眠，这是绝对不行的。沙特阿拉伯哈立德国王大学 2020 年的研究发现，57%的睡眠习惯差（包括在床上做事情）的人发现很难入睡和保持睡眠状态。这可以归因于"睡眠心理学"：你越是只是为睡眠而使用床铺，床铺就越会暗示你要睡觉了。另一方面，你在床上做的与睡眠无关的活动越多，床铺就越会提醒你要保持清醒。狼型人应该特别注意这个破坏睡眠的因素（不要深夜在床上兴高采烈地看奈飞视频）。

睡过头

这似乎是过周末的最佳方式，不是吗？我也想表示赞同。但是，作为睡眠辅导师，我必须要反对。当你需要再次按正常时间入睡和醒来时，问题就出现了。例如，在周日晚上和周一早上。褪黑素以 24 小时为周期运行。因此推迟一晚（周六）的睡眠时间，在第二天早上（周日）呼呼大睡，这会使你的身体抗拒在第二天晚上的惯常时间睡觉。即使你确实躺在床上，你很可能难以入睡，而是躺在那里胡思乱想。

就睡眠类型而言，周末睡过头是许多狼型人的特征。1999 年发表在《睡眠研究》杂志上的一项研究发现，狼型人在周末的入睡时间会推迟 60 分钟，起床时间会推迟长达 2.3 小时。数据还显示，狼型人的"睡眠债"大约是狮型人的两倍，这可能就是狼型人特别渴望周末睡懒觉的原因。

晚上 10 点（或者在你并不感到疲倦时）睡觉

这可能是奶奶出于好意告诉你要做的事情。毕竟，从技术上讲，更早睡觉确实与更长的慢波睡眠正相关。但是，如果你是熊型或狼型，晚上 10 点睡觉则可能会破坏睡眠，因为它与你的昼夜节律不符。结果是，你可能兴冲冲地跳上床，并尝试入睡，但只是躺在那里睡不着，觉得时间过得太慢。如此重复很多天之后，最终你的床将提醒你要保持清醒，你可能会染上睡前焦虑。

然而，对于狮型人而言，晚上 10 点入睡毫无问题。实际上，我在第 8 章会讲到，基于其睡眠类型，我鼓励狮型人这么做。

小睡

美国匹兹堡大学 2010 年的一项研究报告显示，与没有小睡的日子相比，有小睡的日子晚上入睡所需的时间要增加 39%。小睡为何会惹麻烦？请参阅文本框中的内容。

在所有睡眠类型中，狼型人比狮型人更有可能小睡。但是疲倦的熊型人也有可能小睡。他们的小睡通常发生在下午四点或五点精力下降的时候。此时的小睡对睡眠不利。

> **小睡为何会惹麻烦？**
>
> 我确实推荐早点、短时间的小睡，而不是晚点、长时间的小睡。这是因为较晚的小睡对腺苷的影响。腺苷是体内自然合成的化学物质。它是一种神经递质，作用于中枢神经系统，并抑制大脑的清醒。我们清醒的时间越长，腺苷就会自然地在体内积聚，从而增加我们的困倦程度。然而，腺苷水平在睡眠期间会降低。这就是为什么我们在醒来后会感觉精神振奋。但是，如果我们在一天较晚的时候小睡，则对我们没有帮助。我们将没有足够的时间来积累足够的腺苷，这会使我们感受不到倦意，无法安然入睡。

睡眠场所

本小节从最重要的因素开始讲起。令人吃惊的是，这指的并不是你的床垫。

温度

啊，温暖的夏夜。我清楚记得我住在印度尼西亚巴厘岛时的夏夜。然而，我也记得那些晚上我经常醒来。我相信很多人和我一样，在夏天辗转反侧，不能安眠。

炎热和失眠如影随形。如前所述，这可以归因于褪黑素。这种"睡眠激素"需要较低的体温才能产生。如果体温过高，褪黑素合成会下降，你可能难以睡好。为了降低与炎热相关的失眠风险，尽量让你的卧室保持凉爽（买一台空调或风扇），并确保你的被褥是薄薄的，而且是由天然纤维制成的（详见下文）。

床上用品

这是床上用品营销人员不想让你知道的一个秘密：为了获得最佳的夜间睡眠，**不建议**你使用昂贵的 1000 支数的床单和被罩。事实上，这种高支数的床单、被罩会让热量难以散发。正如我上面提到的，这会导致睡眠问题。另一个需要考虑的因素是面料。人造纤维，如聚酯纤维，也会导致过热。与天然纤维不同，它们的吸热性和散热性很差。因此，如果可以的话，请坚持使用由棉、亚麻和竹子等天然纤维制成的床上用品。

床垫

老旧、垮掉的床垫？赶紧扔了吧。2009 年美国俄克拉荷马州立大学的研究人员发现，更换旧床垫可以将睡眠质量提高 55%。

环境因素

在新环境中入睡

可能是由于焦虑或失去了你卧室里熟悉的促进睡眠的暗示，在新环境中睡觉也是不利于睡眠的。狼型人，我有一则好消息要告诉你们：你在这方面并不是最脆弱的。中国华南师范大学 2020 年的一项研究发现，早起者在旅行时出现睡眠不足的可能性是晚起者的七倍。所以，狮型人，出门在外睡觉时要注意这种风险。

噪声

试图在嘈杂的环境中入睡，就像试图在有光亮的地方睡觉一样，是一项艰巨的任务。瑞士巴塞尔大学 2019 年的一项研究表明，噪声每增加 10 分贝，入睡时间就会延迟 5.6 分钟，睡眠效率会降低 3%。这些数字可能看起来很小。但值得记住的是，10 分贝几乎听不见，这是呼吸声的音量。由此推理，这意味着交通噪声可以将入睡所需时间增加 45 分钟，而来自附近火车站的噪声可以将入睡所需时间延长长达 56 分钟。

满月

　　月盈之时，你会在半夜醒来，无法入睡吗？我也是。这可以归因于褪黑素。2013 年发表在《当代生物学》杂志上的一项研究指出，我们在满月阶段产生的褪黑素较少，这将我们的慢波睡眠时间缩短了 30%。结果是我们更容易在夜间醒来。

回顾

★　破坏你睡眠的最大因素是什么？它如何影响到你？

★　破坏你的伴侣/最好朋友睡眠的最大因素是什么？如果他们就在你身边，问问他们。

★　三十个破坏睡眠的因素中，哪些对你来说很常见？

★　这解释了你过去或者现在的睡眠障碍吗？

★　你在本章最大的收获是什么？

第 2 部分

改善睡眠的策略

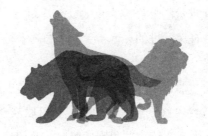

第 6 章

睡眠策略

我的客户总是说："我什么都试过了，没有任何效果。"相信我，我理解这种感觉是多么令人沮丧。考虑到这一点，我很高兴能分享一些你没有尝试过的东西：我发现的基于科学的睡眠策略，会根据你的睡眠类型进行规划。

在阅读本书之前，你可能完全不知道需要考虑你的昼夜周期，以便优化你的睡眠。这一点非常关键，它可以成就或毁掉你的努力结果。因此，当你阅读这些睡眠策略时，请记住这一点。很快，你就可以将它们应用到基于你的睡眠类型的个人睡眠计划中。我在下文中会详述。

睡前常规

睡前常规至关重要。这是我强烈建议的改善睡眠的策略。我们的社会昼夜不停歇，鼓励我们快步向前，在更短的时间做更多事情。我们中的大部分人自然就很难在晚上放松下来。现实情况是，如果睡前没有放松的习惯，我们会一直处于这种过度刺激的模式中，当我们试图入睡时，这会让我们的大脑在各种想法和念头的无限循环中运行。

我对所有睡眠类型的人的第一个建议是实施我的标志性睡前常规。作为我的头号撒手锏，这当然是有原因的：我 100%的私人客户在实施睡眠常规不到 7 天的时间内就改善了睡眠。对于狮型、熊型和狼型人来说，这都绝对是翻天覆地的改变。但请注意，不要随意精简此流程。只有你完成所有步骤，而不仅仅是一两个步骤，并且在几周的过程中始终如一地完成它们，你才会获得最好的效果。虽然有六个步骤，但它们可能只需要十分钟。

标志性睡前常规

第一步：挡住蓝光

你可能还记得，光线是影响褪黑素水平的最重要因素之一。因此，它对我们入睡和保持入睡状态的影响最大。在有光的情况下，褪黑素会被抑制，让你感到清醒。而在没有光线的情况下，人体会产生褪黑素，让你感到疲倦并想睡觉。除了我们已经讨论过的每晚关掉电灯和电子设备之外，以下是睡前减少蓝光的三种方法。

- **佩戴防蓝光眼镜**：芬兰阿尔托大学 2018 年的一项研究发现，睡前佩戴 100%防蓝光眼镜（带有独特的红色或橙色镜片的眼镜）的实验参与者能够提前两小时十二分钟入睡和醒来。**是的，两小时十二分钟！** 我要补充一点，这项研究的参与者在上午也接触了两个小时的蓝光。狼型人，由于你们倾向于比预期更晚地睡觉，这种眼镜可能非常适合你们。

- **照明**：你的电子设备会发出蓝光。你家里的灯具也会。如前所述，美国拉什大学医学中心 2014 年的一项研究发现，四小时的电灯光亮可以使你的褪黑素分泌延迟一个多小时。所以你家里的灯具很可能会让你更难入睡和保持熟睡状态。我建议晚上使用暖光灯而不是标准照明灯，色温（描述人眼所见的光的"暖"或"冷"的程度）要低于 1500K。这对于狼型人和接近狼型的熊型人尤其重要，因为他们在晚上更加清醒。

- **选择纸质书，而不是电子阅读器**：我在第 5 章曾经提到，电子阅读器可以让褪黑素水平降低 55%。所以，如果你一直在床上使用电子阅读器，这可能是你难以入睡的原因。而传统纸质书籍对褪黑素水平的影响为零。在所有睡眠类型中，狮型人最有可能在睡前看书。所以如果你要看书，请选择纸质书。

现在你知道了，屏蔽蓝光不仅仅是关掉电子设备。为了保护自己的睡眠，你可以做更多的事情。狼型人，因为你通常睡眠最差，这第一步对你来说至关重要，尽量在睡前 3 小时完成这一步。我建议熊型人在睡前 2.5 小时做这一步，狮型人睡前 2 小时这么做。

第二步：使用薰衣草油

如果睡前焦虑是一个问题，请认真听我的建议。奥地利维也纳医科大学 2010 年的一项研究发现，薰衣草油可以减少 59% 的焦虑，让睡眠质量提高 45%。类似地，2010 年发表在《植物医学》

杂志上的一项实验结果表明，薰衣草油可以减少 45%的焦虑，仅比安眠类药物低 1%！

喷洒薰衣草精油也很有帮助，因为它可以激活副交感神经系统，帮助我们感到更平静。无论你是何种睡眠类型，薰衣草都非常适合那些感到焦虑和难以放松的人。

请注意，薰衣草不适合怀孕、试图怀孕或哺乳期的女性。有一些合适的替代方案，请参见本章后面的"辅助疗法"。

第三步：使用"手机上的晚安闹钟"

"手机上的晚安闹钟"不是一个应用程序。它不会像早上的闹钟那样唤醒你，而是提醒你要断开与电子产品的联系：关掉电视、放下笔记本电脑并停止在社交媒体上的互动。

我很清楚，我们中的许多人很难关掉电子设备。这并不奇怪，因为许多应用程序会让人上瘾。闹钟是一个很好的工具，可以让你更有毅力，建立健康的就寝习惯。请将你的闹钟标记为"睡得更好"，手机上的这些文字会提醒你注意自己的睡眠目标，并且让你更有动力。

我在本章后文将会提到，我强烈建议在卧室内实现"无电子设备环境"。晚安闹钟响起后，将手机放在客厅充电器上，远离卧室（眼不见，心不烦）。对于所有睡眠类型的人，我都建议至少在睡前一小时这样做。

第四步：洗澡

你已经知道了，温度过高会破坏睡眠。这样看来，睡前洗个热水澡似乎违背这一点。但是，事实表明，这实际上可以帮助你镇静下来。当你在浴室洗完热水澡进入卧室时，你会感到很凉爽，你的体温会下降，这是促使褪黑素合成的信号。结果是你更容易入睡。这适用于所有的睡眠类型，最好在睡前一小时左右完成。但狮型人和熊型人应该特别注意。由于你们的能量水平通常会在晚上下降，你们可能会想直接从沙发上蹦到床上，但快速淋浴可能会改善你们的睡眠质量。

第五步：阅读或者冥想

冥想对睡眠非常有益。2012 年发表在《神经病学前沿》上的一篇论文发现，长期冥想者的褪黑素分泌水平是不冥想者的 4 倍，慢波睡眠时间是非冥想者的 3 倍。即使你没有接触过冥想，为了更好的睡眠，这也是值得尝试的。该研究表明，晚上的冥想可以提高你的褪黑素水平。

然而，晚上的冥想也有不利之处。有些人发现它会引起焦虑，而另一些人则需要使用手机应用程序来进行冥想，然后可能会被短信或社交媒体分心。

所以，如果你不适合冥想，我推荐你阅读纸质书。英国苏塞克斯大学 2009 年的一项研究发现，阅读可以让压力降低 68%，6 分钟后就开始奏效。

就睡眠类型而言，我建议狼型人在睡觉前至少阅读 20 分钟，以此来放松身心，而熊型人和狮型人应该冥想 20 分钟。

第六步：佩戴眼罩

我们可以控制我们的室内照明。但有些外部灯光是我们无法控制的，如路灯。这些光亮可能很远，但它们仍然会限制我们的深度睡眠，让我们在醒来时感到疲倦。因此，无论你属于哪种睡眠类型，请戴上遮光眼罩来保护自己的睡眠。

请回答!

写下你目前的睡前常规,将它同我的标志性睡前常规进行比较。

- 我的标志性睡前常规中,哪一步你最想尝试,为什么?
- 哪些步骤你今晚就可以开始做?
- 为了完成所有这些步骤,你需要做些什么,或者买些什么?

如果你无法入睡,或者夜间醒来后无法入睡,那该怎么做? 在客户向我反映的所有问题中,这两个是最常见的。所以,我为所有人,不管是熊型人、狮型人还是狼型人,设计了一个五步骤方案,让你快速入睡或者醒来后轻松继续入睡。

1. 如果你超过 20 分钟睡不着(不管是试图入睡或者夜间醒来后试图继续入睡),起床进入休息室。

2. 戴上防蓝光眼镜。

3. 喷洒一点薰衣草精油。

4. 阅读、冥想或者写日记。

5. 等到你有睡意的时候,再返回卧室入睡。

清晨常规

晚上的常规对于放松非常重要。但下述的清晨常规对于良好的睡眠也至关重要,原因有几个。首先,它会重置你的昼夜节律,这意味着你会在早上更早地抑制褪黑素，并在晚上更早地合成褪黑素，从而让你可以更早入睡。其次，清晨常规具有天然的刺激作用，可以减少你对破坏睡眠的咖啡因等物质的依赖。这对所有睡眠类型的人都很重要。尤其是那些早晨疲劳的人（狼型人和接近狼型的熊型人）会发现它格外有益。

1. 从非快速眼球运动睡眠第一阶段苏醒，而不是在深度睡眠中醒来

你曾经在醒来时感觉晕头转向吗？就像你根本没有睡一样？哪怕是在睡了八个小时之后。这可能意味着你缺乏慢波睡眠，但也可能是"睡眠惯性"造成的：从深度睡眠中醒来，你会感到疲倦，像是喝醉了酒。

你可以避免睡眠惯性。办法是使用手机应用程序或者"智能闹钟"，它会监测你的睡眠阶段，然后在轻度睡眠期（在一定的时间段）唤醒你。自己研究一下，看看哪些应用程序和你的智能手机兼容。狼型人和熊型人一般在早晨更容易感到困倦。所以这一工具可能对他们尤其有用。

2. 清晨冥想

如果我要告诉你帮助我每天保持冷静的一件事情，那就是清晨冥想。冥想确实改变了我们的大脑，逐渐降低了我们对压力的反应。结果，我们感到不那么烦躁、焦虑和不知所措。这就是我向所有客户推荐清晨冥想的原因。

理想情况下，你需要冥想至少 10 分钟，最多 20 分钟。如果可以的话，在阳光下冥想（参见下一步）。但是，如果 10 分钟这个要求太高了，请从 3、5 或 7 分钟开始，你能做到的任何时长。我们都必须从某个起点开始！

狮型人和熊型人，请注意：即使你在晚上冥想过了，也应该在早上进行冥想。

3. 接触清晨阳光

这一步可以最大限度地减少早晨的疲劳（好棒！），非常适合早上昏昏欲睡的熊型人以及更困乏的狼型人。简而言之，清晨的阳光会抑制褪黑素，因此你自然感到更加清醒。请注意，你的昼夜节律在醒来后的第一个小时内对光线最敏感，因此最好在那时出门。如果你在日出前起床，或者住在晨光有限的地方，那你可能需要进行光疗（详见本章后面的详细信息）。

4. 锻炼

就像光一样，锻炼是另一种环境钟。它可以重置你的昼夜节律。运动可以释放多巴胺和血清素等内啡肽，减少褪黑素。运动后我们自然会更加清醒。

狼型人，因为你通常在早上最疲劳，我建议你只做温和的运动，散步就足够了。熊型人可以去做一些更费力的事情：快走、轻度锻炼、瑜伽。狮型人，你早上精力充沛，所以可以全力以赴：跑步、汗流浃背的健美操课或在健身房进行力量训练。但是，请始终关注你的身体状况，并相应地进行调整。

5. 限制咖啡

不要害怕。我说的是限制，不是避开。然而，"限制"一词在这里适用于狮型人和熊型人。我建议你们在早上的特定时间只喝一杯咖啡（如第 8 章所述）。对于狼型人来说，"避开"这个词更合适，尤其是当你睡眠不足，并且容易焦虑的时候。原因是当我们睡眠不足时，咖啡因会对我们的神经系统产生更有力的影响，使我们的皮质醇水平飙升。即使咖啡因通常不会让你感到焦虑，但如果你睡眠不足，它很可能会有副作用。狮型人和熊型人，如果你缺乏睡眠，你也应该避免摄入咖啡因。

日间常规

除了避免接触像酒精这类的破坏睡眠的因素之外，我提供五个策略来帮你改善睡眠。你可以将它们整合到你的日间常规中去。

1. 工作时坐在窗边

简单，但很管用。《福布斯》杂志 2013 年刊登的一项研究发现，与在无窗办公室工作的人相比，坐在窗边的员工的睡眠时间要长 46 分钟。最主要的原因是阳光。除了帮助我们产生血清素外，阳光也是人体合成维生素 D 的关键力量，而维生素 D 是一种对深度睡眠很重要的营养素。

2. 佩戴数码眼镜

数码眼镜类似于你在晚上佩戴的防蓝光眼镜，但却是供白天使用的。防蓝光眼镜有红色或橙色镜片，可阻挡 100% 的蓝光。而数码眼镜则是透明镜片，可阻挡 40%～50% 的蓝光，这种镜片对于白天来说是理想的选择。适量的蓝光实际上可以帮助我们集中注意力，提高警觉，并保持清醒。然而，过量的蓝光会让我们过度兴奋、焦虑和感觉"无法关机"休息，这是很多天天盯着荧光屏的人的体验。

3. 午间散步

这是我一直以来最喜欢的活动之一。没有什么比它更能让你恢复安宁和平衡的感觉了。即使离开办公桌仅仅 20 分钟，也可以帮助你休息一下，并防止你变得过度专注和沉迷。这种策略对狮型人会特别有用，有助于阻止他们的完美主义倾向。

4. 午睡

午饭后的午睡是让你享受你所急需的第二次放松的完美方式。科学研究支持这一点：美国国家航空航天局发现，26 分钟的小睡可以让人体的机敏性提高 54%。然而，正如我在第 5 章所提到的，午睡也可能对你的睡眠有害。

所以，为了让你免于午睡带来的负面影响，我在此提供一个完美的午睡方案。

- 保持午睡短促，少于 30 分钟⊖

这让你处于非快速眼球运动睡眠的第 1 阶段或第 2 阶段的轻度睡眠。如果你小睡超过 30 分钟，你就有可能进入慢波睡眠，并在醒来时受困于睡眠惯性，感到晕头转向。

- 保持环境阴暗，或戴上眼罩

这可以促进褪黑素合成，让你的小睡质量和深度得到优化。

- 早点小睡，下午 3:30 之前开始

具体小睡时间会根据你的睡眠类型而有所不同。但是，最好在下午 3:30 之前开始小睡。这确保了你有足够的时间让腺苷在晚上入睡之前再次在体内积聚。

5. 下班后亲近大自然

你彻夜难眠吗？那大自然母亲可以帮到你。《心理学前沿》2019 年发表的一项研究发现，在大自然中仅仅待 10 分钟，就可以降低压力激素皮质醇。众所周知，皮质醇水平升高是你在凌晨 3 点左右醒来的主要原因之一。

这背后的原因很简单。大多数人是在办公楼里工作的，而工作通常是导致压力的主要原因。随着时间的推移，办公楼本身就具有了暗示性，这种暗示信号可能导致压力和皮质醇水平升高。走出这个环境，进入大自然，你就让你的身体有机会放松。此外，

⊖ 午睡时间要短的唯一例外是那些晚上睡眠不足的人，比如昼夜轮班工人或新生婴儿的父母。如果你正是这种情况，请给自己分配 90 分钟的小睡时间。你将经历一个完整的睡眠周期，并且仍然在浅睡眠阶段醒来。但是，请确保你在下午 2:30 之前开始小睡。

自然界中出现的分形（fractals，具有自相似特征的重复图案和形状），如成排的树木或海浪，会激活我们的副交感神经系统，使我们感到平静。

辅助疗法

辅助疗法经常受到质疑。有些人认为它没有科学依据。某些疗法确实如此。但是，下面列出的方法已经经过现代科学研究的验证。我亲自使用了这些疗法中的每一种。我推荐它们。

芳香疗法

- **薰衣草**：在我的标志性入睡常规里面，我强烈推荐薰衣草精油。
- **橙子**：如果你不喜欢薰衣草，或者处于孕期、哺乳期，应该避免使用薰衣草精油，那么橙油是我的下一个选择。橙油对神经系统有镇静作用，非常适合容易焦虑的狮型人和狼型人。
- **薄荷**：熊型人，这可以应对你下午 3 点到来的低迷。薄荷油已被证明具有提高机敏性、抗疲劳和增强记忆力的功效。它的复合薄荷醇可以刺激大脑的神经通路，让头脑保持清晰。薄荷醇是一种天然的肌肉松弛剂，它可以帮助你减轻压力。

按摩

定期进行按摩绝不是一种奢侈的享受。它可以帮助我们睡个好觉。所以请好好利用。2013 年发表在《国际科学与研究杂志》上的一项研究发现，在短短三个晚上的时间里，每天十分钟的背部按摩帮助实验参与者更快入睡，睡得更深。类似地，《抑郁与焦虑杂志》2010 年的一项研究发现，每周进行按摩，连续进行 10 周，可以让焦虑减少 50%。按摩非常适合容易焦虑的狼型人和狮型人。

反射疗法

这是另一种具有可喜效果的辅助疗法。伊朗沙赫德大学 2019 年的一项研究发现，反射疗法可以让焦虑减少 43%，让抑郁下降 55%。如果得不到控制，焦虑和抑郁会严重影响睡眠（有关这方面的更多内容，请参阅第 12 章 "与睡眠不良有关的健康问题"）。这与最有可能患抑郁症的熊型睡眠类型者尤其相关。

音乐或声音疗法

我最近搬进了我的梦想新家。我可以作证，在悉尼邦迪海滩，我窗外温柔的海浪声绝对可以帮助我睡得更好。这不是个例。2017 年发表在《科学报告》上的一项研究发现，播放某些声音可以提升参与者的放松感和幸福感。而且，众所周知，放松对于睡个好觉至关重要。

但是你可能会问：哪种类型的声响效果最好呢？我下面给出

基于睡眠类型的推荐意见。

- 美国波士顿的哈佛大学医学院 2017 年的一项研究指出，白噪声（例如风扇或静电声）可以将你入睡所需的时间减少 38%。因此，它非常适合狼型人，他们的典型特征是在晚上难以放松。
- 根据美国伊利诺伊州西北大学 2017 年的一项研究，粉红噪声（海浪、树叶沙沙作响、人类心跳）可以将慢波睡眠（这是深度睡眠的标志）的时长增加 8%。因此，粉红噪声非常适合那些在白天与疲劳做斗争的人。熊型人和狮型人，这对你们来说可能是一个不错的选择。
- 双声拍（binaural beats，你听到两种音调，频率略有不同的声音，每只耳朵听到一种）也被发现可以让人放松，从而促进睡眠。这种音乐非常适合可能不时与焦虑做斗争的狮型人。

我对音乐疗法的最后一点叮嘱是，你需要持续听相同的助眠声音数周，才能看到结果。这让你的大脑有时间习得这些声音是在暗示睡眠。

其他疗法

光疗

对于早上无法获得阳光的人来说，这是一个很好的选择。例如，那些冬天生活在北半球的人。典型的光疗包括坐在一个特制的设备（光疗盒或光疗灯）前，该设备会发出类似于自然阳光的明亮光线。光对我们的褪黑素水平和昼夜节律有很大影响。因此，光疗法自然可以帮助我们更快入睡，并减少失眠和早晨的疲劳。荷兰阿姆斯特丹大学 2015 年进行的一项研究证明了这一点。此外，光疗可以帮助治疗抑郁症。美国马里兰大学 2012 年的一项研究发现，一次光疗治疗就可以减轻早晨疲倦、注意力不集中和负面情绪等症状。狼型人容易在早晨感到疲劳。因此我经常向他们推荐这种疗法。但它对所有睡眠类型都有用。毋庸赘言，在开始任何治疗计划之前，请咨询你的医生或健康专家。

针对失眠的认知行为疗法

如果你最近在谷歌上搜索过"帮助我睡得更好"，认知行为疗法可能会出现在你的视线里。它是治疗失眠最有效的非药物疗法之一。正如北京大学 2006 年的一项研究所指出的那样，这种疗法旨在从认知上重构你关于睡眠的想法、信念和行为，并且实际上可能会比药物更有效。然而，研究人员指出，在八周内，药物治疗被证明更有效。这并不是说认知行为疗法在短期内不起作用，但它需要时间（通常是几个月）和专业支持才能达到最佳效果。

布置睡眠环境

我被问到的最常见的问题之一是，"我的卧室里应该怎样布置，才能让我睡得最好？"正如你从第 5 章（破坏睡眠的因素）中所知道的，你的卧室里不应该有以下情形：室内温度过高、有电子设备、陈旧不舒服的床垫、高支数或由合成纤维制成的床上用品，或光线过强。那你该怎么办？

保持低温

卧室的最佳温度大约为 18 摄氏度。这可以避免体温过高，因为体温过高会影响褪黑素的合成。这对所有睡眠类型的人都很重要。狼型人，从统计学上讲，你的睡眠质量最差，这表明你的褪黑素水平可能天生就低。熊型人，晚上过热会加剧你在早晨的疲劳。狮型人，你的体温会在凌晨 4 点或 5 点左右自然升高。所以如果你的卧室不保持凉爽，你可能会过早醒来。

远离电子设备

在睡觉前查看电子邮件，或者看看社交媒体，往往很有诱惑力。所以请让所有电子设备远离卧室（是的，这包括你的手机），以此来避免这种诱惑。这对狼型人来说尤其重要，因为他们在晚上可能会感觉更有活力和乐于交往。

准备好合适的床上用品

- 床垫：不幸的是，这方面没有一个适合所有人的万能选择。这取决于你的睡眠状况、体型和个人喜好。尽管如此，更换一张用了五到十年的旧床垫已被证明可以让睡眠质量提升 55%。
- 床单被罩：挑选 200~400 支的面料，质地需要是天然纤维的，例如棉、亚麻、丝绸或竹子，因为这可以促进体温调节，保持较低的体温。

- **加重毯子**：这是一种治疗毯，大约重 2.5～12 公斤。额外的重量会产生压力，这模仿了一种称为深度压力刺激的治疗技术，旨在放松神经系统。美国马萨诸塞大学 2018 年的一项研究发现，63%的实验参加者在使用加重毯子后感到不那么焦虑。这种毯子可能对容易焦虑的狼型人最有用。

遮光百叶窗或窗帘

外部光线妨碍睡眠。我们必须将其屏蔽。遮光百叶窗或窗帘可以帮助我们做到这一点（当然，你也应该使用眼罩）。为了构建完美的睡眠场所，确保窗帘能完全覆盖窗户。即使是轻微的光线也可能是有害的（对所有睡眠类型的人都是如此）。

回顾

如你所见，你可以选择多种睡眠策略。与往常一样，在往下阅读之前，拿起你的笔记本或使用你手机中的便签功能，回答以下问题。

- ★ 你最渴望尝试哪种睡眠策略，为什么？
- ★ 哪种策略会对你和你的具体睡眠障碍最有帮助？
- ★ 你会向你最好的朋友或伴侣推荐哪种策略，为什么？
- ★ 如果你觉得你曾经用尽了各种办法，本章是否提出了一些你没有尝试过的方法？
- ★ 阅读本章所得到的最大收获是什么？

第7章

改善睡眠的膳食

我们中的大多数人会不时地调整我们的饮食，无论是为了减肥、健康，还是只是为了尝试流行的东西。我们都懂得，饮食深深影响我们的身体，这包括能量水平、皮肤、体重等。但人们对它如何影响我们的睡眠却知之甚少。而且，你已经读过第5章了，那你现在就会知道，低蛋白质、高糖，以及高饱和脂肪的饮食，还有大份的深夜晚餐都会破坏睡眠。咖啡因是另一种严重破坏睡眠的物质。酒精也是如此。

所以现在你知道了自己**不应该**吃什么。我相信你很想知道：**我应该**吃什么，这取决于我的睡眠类型吗？事实是，一系列关键的常量营养素和微量营养素将提供正常睡眠所需的特定营养。我在本章中会详细介绍它们。此外，我还会重点介绍可以帮助你更轻松地休息的超级食品和茶。

常量营养素

碳水化合物

生酮饮食（*Keto Diet*）这一理念大肆诋毁碳水化合物。但你需要碳水化合物才能获得最佳睡眠。然而，你最好摄入少量，而不是大量碳水化合物。还有，复合碳水化合物自然比简单的高糖碳水化合物更有益。它已被证明可以促进深度睡眠，因此，如果你睡眠很浅，或者早上醒来时无精打采，这种常量营养素就特别重要。熊型人和狼型人，请特别注意此点！

复合碳水化合物的来源：粗粮，例如燕麦、糙米和藜麦；豆类，如鹰嘴豆和小扁豆；蔬菜，如红薯和玉米；香蕉。

Omega-3 脂肪酸

你可能还记得，我在第 5 章中提到，饱和脂肪会破坏睡眠。然而，像 Omega-3 脂肪酸这样的多不饱和脂肪可以改善睡眠，因为它会在褪黑素合成中发挥特殊作用。具体来说，Omega-3 脂肪酸可以最大限度地减少因疾病或压力而可能导致的褪黑素异常波动，确保你合成适当数值的褪黑素。

来源：多脂鱼，如三文鱼、金枪鱼和沙丁鱼；虾和牡蛎。

素食中的来源：牛油果；坚果和种子，例如核桃、开心果、腰果、亚麻籽和南瓜子。

蛋白质

作为褪黑素的组成部分，蛋白质是最主要的睡眠营养素。美国北达科他大学 2011 年的一项研究表明，高蛋白饮食可以让夜间醒来的概率降低高达 21%。此外，蛋白质，尤其是色氨酸对血清素的产生至关重要，而血清素是另一种调节睡眠—觉醒周期的重要激素。

来源：家禽，例如鸡肉；低脂乳制品；鱼；蛋。

素食中的来源：粗粮，如藜麦；豆类，如鹰嘴豆和小扁豆；豆浆和豆腐；坚果和种子。

> **红肉是蛋白质的优质来源吗？**
>
> 是的，它是……但是，红肉可能难以消化，会产生反酸和烧心的问题。这会导致睡眠中断。此外，红肉通常富含饱和脂肪，这是众所周知的破坏睡眠的因素。我推荐低脂乳制品，而不是全脂乳制品，也是因为脂肪含量这个原因。

微量营养素——维生素

维生素 B_6

渴望提高你的褪黑素水平？可以适当补充点维生素 B_6！这种维生素有助于身体产生褪黑素和血清素，直接帮助睡眠，此外它还可以降低患抑郁症等心理健康问题的风险。

最后，研究人员还发现维生素 B_6 可以增强梦境回忆。因此，如果你想更多地了解当你熟睡时脑子里在想什么，维生素 B_6 会帮忙。这对狮型人、熊型人和狼型人都适用！

来源：家禽，例如鸡肉和火鸡；多脂鱼，如三文鱼和金枪鱼；低脂奶制品、鸡蛋。

素食中的来源：豆制品，如营养强化豆腐；红薯、白薯和菠菜；牛油果、香蕉。

维生素 B_{12}

另一种有益于睡眠的微量营养素是 B 族维生素。在调节我们的睡眠—觉醒周期和帮助昼夜节律保持正常同步方面，维生素 B_{12} 能发挥独特的作用。它支持褪黑素按照 24 小时的周期正常运行，使你能够在每天大致相同的时间入睡和醒来。

与维生素 B_6 一样，维生素 B_{12} 也支持褪黑素和血清素的产生。维生素 B_{12} 水平低的人更容易患焦虑症和抑郁症。狼型人更容易经历昼夜节律失调和心理疾患，所以每天应适当补充维生素 B_{12}。

来源：多脂鱼，如三文鱼、金枪鱼、沙丁鱼和鳟鱼；生蚝；低脂乳制品。

素食中的来源：如果你是素食主义者，我建议你服用维生素 B_{12}。但是，毋庸讳言，请就你的个人需求咨询你的医生或健康专家。

维生素 C

美国宾夕法尼亚大学 2015 年的研究发现，在所有的维生素和矿物质中，维生素 C 对睡眠是最重要的，甚至比镁和锌更重要。具体来说，该研究证明，低维生素 C 水平与短睡眠时间（每晚 5～6 小时）正相关。

维生素 C 也会影响情绪，就像我强调的其他几种营养素一样。维生素 C 不足与抑郁和焦虑有关。我在第 12 章中会提到，这些心理健康问题会增加你出现睡眠问题的可能性。

就睡眠类型而言，由于狮型人通常摄入最多的水果和蔬菜，而两者都富含维生素 C，因此他们不太可能缺乏维生素 C。而狼型人通常对这些食物的摄入量最低，可能会因此而造成维生素 C 摄入不足，从而影响睡眠时长。

来源： 大多数水果，尤其是柑橘类水果、浆果、猕猴桃；大多数蔬菜，尤其是绿叶蔬菜，如菠菜、羽衣甘蓝、西兰花、球芽甘蓝、甘薯。

维生素 D

"阳光维生素"不仅对我们的骨骼有益，也对最佳睡眠至关重要。如第 5 章所述，2018 年《营养素》杂志上的一项研究发现，缺乏维生素 D 的人睡眠不佳的可能性要高出 59%。维生素 D 是血清素和褪黑素合成的辅助因子，并且可以激活参与睡眠调节的大脑区域。

无论你是狮型、熊型还是狼型人，都要考虑你待在室内的时长。阳光是人体合成维生素 D 的关键力量。尽管如此，也有一些食物富含维生素 D。我在这里列出。

来源：多脂鱼，如三文鱼、金枪鱼和沙丁鱼；蛋黄。

素食中的来源：蘑菇。

荣誉贡献奖

胡萝卜素：虽然它本身不是一种营养素，但值得一提的是作为一种抗氧化剂，胡萝卜素是维生素 A 的前体。美国宾夕法尼亚大学 2015 年进行的一项研究发现，在所有与入睡问题有关的营养缺乏症中，维生素 A 缺乏症排在第一位，甚至超过镁缺乏症。这是有道理的，因为维生素 A 是眼睛健康的基础。眼睛检测到的光在调节我们的睡眠—觉醒周期中起着至关重要的作用。这种超级营养素的来源是橙色蔬菜：红薯、胡萝卜、南瓜，当然还有橙子。

番茄红素：与胡萝卜素相似，番茄红素本身不是一种营养素，而是一种保护眼睛健康的抗氧化剂。因此，它在调节我们的昼夜节律方面发挥着重要作用。上面提到的 2015 年美国宾夕法尼亚大学的研究发现，那些番茄红素摄入量低的人每晚可能只能睡 5 个小时，而不是正常的 7～8 个小时，并且难以入睡。西红柿、西瓜和木瓜都富含番茄红素。

微量营养素——矿物质

钙

　　你在阅读本章时可能在想："我真的需要所有这些维生素和矿物质吗？"我的回答是："是的！"之前提到的 2015 年美国宾夕法尼亚大学的研究发现，在所有帮助睡眠的营养素中，钙是帮助你入睡和保持睡眠的最重要的营养素之一，因为它可以帮助大脑将色氨酸转化为褪黑素。

　　不管你是何种睡眠类型，为了睡个好觉，我们都需要重视钙。

　　来源：带骨鱼，如三文鱼和沙丁鱼；低脂乳制品。

　　素食中的来源：豆腐和强化营养豆浆；豆类，如海军豆和黑豆；绿叶蔬菜，尤其是菠菜和羽衣甘蓝；坚果和种子，尤其是杏仁、巴西坚果、奇亚籽和芝麻。

铁

　　对于严格素食者、一般素食者和经期女性来说，充分摄入这种矿物质尤为重要，因为他/她们都可能缺铁。缺铁与睡眠时间短（每晚 5 小时）有关。众所周知，睡眠不足会随着时间的累积而加剧并导致疲劳。

　　就睡眠类型而言，缺铁可能与狮型人特别相关，他们的食物中水果和蔬菜的比重通常比其他睡眠类型的人要高（水果和蔬菜这些食物铁含量较低），因此要注意从其他来源获得足够的铁。奉行素食主义的熊型和狼型人也应该特别注意。

来源：生蚝；火鸡；蛋。

素食中的来源：豆类，如小扁豆和鹰嘴豆；豆制品，如豆腐和豆豉；绿叶蔬菜，如菠菜和羽衣甘蓝；种子，尤其是南瓜种和芝麻。

镁

镁有助于身体产生 GABA（一种可以使我们的神经系统平静下来的神经递质），并能抑制压力荷尔蒙皮质醇的释放。因此在精神上和身体上，我们都会感到更放松。此外，镁有助于褪黑素的产生。这是它对我们的睡眠如此有益的另一个原因。熊型、狮型和狼型人，这个睡眠营养界的超级宝藏是给你们的，是的，你们所有人的！

来源：绿叶蔬菜，如菠菜；豆类，如鹰嘴豆和小扁豆；粗粮，如燕麦、糙米和藜麦；坚果和种子，尤其是亚麻籽、奇亚籽、杏仁、腰果和巴西坚果；香蕉；牛油果。

硒

如果你难以入睡，可能是因为缺硒。在导致入睡困难的所有维生素和矿物质缺乏中，硒排在前两位。这并不奇怪，因为缺硒也与焦虑有关。狼型人，你通常有最严重的入睡困难和睡前焦虑，所以你需要特别注意。

来源：多脂鱼，如金枪鱼和三文鱼；生蚝；家禽，例如鸡肉和火鸡；低脂乳制品；蛋。

素食中的来源：巴西坚果，每天只需一颗即可满足你的每日推荐摄入量！

锌

这是另一种众所周知的有益于睡眠的营养素，许多镁补充剂中也包含锌。这背后的原因很简单：这两种矿物质都被用于合成褪黑素。此外，与镁一样，锌在调节另一种重要的睡眠激素的活性方面发挥作用：血清素。有如此广泛的作用，低水平的锌与睡眠不足和睡眠质量差有关也就不足为奇了。

狼型人，你要特别注意补充硒，它有益于你的睡眠和心理健康。

来源：家禽，例如鸡肉和火鸡；低脂乳制品；生蚝。

素食中的来源：粗粮，如燕麦、藜麦和糙米；坚果和种子，尤其是腰果、杏仁和南瓜子。

改善睡眠的超级食物

香蕉

这种方便的水果提供多种有益睡眠的营养素：镁、维生素 B_6 和色氨酸，仅举几例。这些营养素中的每一种都在褪黑素合成中发挥作用。这就是为什么香蕉可以成为促进睡眠的超级食物。凭借其与生俱来的甜味，香蕉还可以防止我们接触破坏睡眠的其他高糖食物。香蕉含有复合碳水化合物，提供持久的能量。因此它是狼型人在上午、熊型人在下午和狮型人在傍晚的完美零食。

多脂鱼，例如三文鱼和沙丁鱼

三文鱼和沙丁鱼等富含脂肪的鱼不仅富含有益睡眠的 Omega-3 脂肪酸，它们还提供色氨酸和维生素 D，所有这些都对褪黑素的产生至关重要。美国宾夕法尼亚大学 2017 年的一项研究发现，吃鱼多的实验参与者有较少的睡眠障碍。狼型人（还有感到压力时的熊型人），你们通常最易受夜晚醒来的困扰。所以这对你们特别重要。

豆类

豆类（如鹰嘴豆、黑豆、芸豆、青豆和小扁豆）提供丰富的睡眠营养素，包括复合碳水化合物、色氨酸、维生素 B_6、钙、镁、铁和锌。事实上，美国哥伦比亚大学欧文医学中心 2020 年的一项研究发现，大量摄入豆类有助于让实验参与者睡得更深，整晚醒来次数更少。如上所述，狼型人和压力过大的熊型人，你们通常在夜间醒来次数最多。那么为什么不在汤里加一点鹰嘴豆、小扁豆或芸豆呢？

猕猴桃

猕猴桃富含维生素 C 和快乐激素——血清素，是另一种有助于睡眠的超级食物。中国台湾的台北医学大学 2011 年的一项研究发现，每晚吃两个猕猴桃，两周后睡眠质量可以提高 42%，入睡时间减少 35%！狼型人，你们最有可能思绪万千，夜不能寐。所以吃个猕猴桃吧，最好吃两个！

燕麦

我永远不会忘记妈妈给我做的粥，喝完粥后我会感到温暖和放松。当时我并不知道，这不仅仅是我的想象。燕麦含有色氨酸、复合碳水化合物和镁，它们共同帮助我们合成褪黑素。此外，燕麦提供持久、稳定的能量，使其成为狼型和熊型人在早上，以及狮型人在午餐时间的完美食物。

帮助睡眠的饮料

甘菊茶

甘菊茶是所有睡眠茶中的明星。它含有一种叫作芹菜素的化合物，可以让人放松。这使它成为人们在压力大的时候的完美饮料。狮型人，对你们来说，这一时刻很可能是在傍晚。狼型人，可能在早上。熊型人，则可能在下午。

绿茶（普通型和无咖啡因型）

绿茶……安眠茶？请听我说。普通绿茶确实含有咖啡因（含量大约是咖啡的三分之一）。但它还含有茶氨酸，一种帮助我们放松的化合物。像咖啡一样，绿茶可以让我们提高注意力，聚精会神，头脑清晰。但它不太可能让我们感到紧张、焦虑，或导致睡眠问题。

考虑到这一点，我建议所有睡眠类型的人都享用这两种形式的绿茶。早上一杯普通绿茶可以帮助狼型人对抗疲劳、保持头脑清醒，并戒掉咖啡瘾。但是，在你喝完一杯普通绿茶后，可以选择喝无咖啡因的绿茶。午餐后就不要再喝任何绿茶了。熊型和狮型人，如果你早上已经喝了一杯咖啡，那就只喝无咖啡因绿茶。

牛奶和蜂蜜

历史悠久的好东西。牛奶和蜂蜜帮助睡眠。这不仅仅是一个神话。它们确实有效。伊朗塞姆南医学科学与健康服务大学 2018 年的一项研究发现，每天喝两次牛奶和蜂蜜，只需 3 天就可以帮助人们睡得更好。背后的原因很明确：牛奶含有褪黑素，而且富含钙和色氨酸，而蜂蜜有助于大脑将色氨酸转化为褪黑素。通过同时饮用牛奶和蜂蜜，你的大脑会充满褪黑素。这使它们成为理想的睡眠饮料，对狮型、熊型和狼型人都是如此。

西番莲茶

甘菊茶可能是所有安眠茶中的主角。但西番莲茶也不甘落后。墨尔本莫纳什大学在 2018 年进行的一项研究发现，喝这种令人镇定的茶 7 天之后就可以改善睡眠质量。这可能是因为它对 GABA 的影响，GABA 是一种帮助大脑放松的神经递质。同样，这种茶对于所有睡眠类型的人来说都是一个不错的选择。

酸樱桃汁

美国路易斯安那州彭宁顿生物医学研究中心 2014 年的一项研究发现，每晚喝一杯酸樱桃汁（它富含天然褪黑素），两周后可以将睡眠时间延长一小时二十五分钟。这可能归因于褪黑素本身，或者果汁中的维生素 C，一份酸樱桃汁提供了我们每日需求 40% 的维生素 C（而且，正如本章前面所提到的，维生素 C 对于获得充足的睡眠时间很重要）。熊型人，因为你们经常渴望更多的睡眠，这对你们来说可能很合适。所以多喝点吧！

回顾

★ 你曾经稍微调整过你的饮食，并觉察到你在睡眠方面的改善了吗？如果有，那是怎样的饮食调整？

★ 你经常食用有益于睡眠的食物吗？

★ 结合你目前的膳食，你觉得你可能缺乏哪些有利于睡眠的营养素？

★ 本章中你最大的收获是什么？

第8章

个性化的睡眠类型策略

　　狮型、熊型和狼型人，这是你们一直在等待的章节。我已经介绍了如何获得更好睡眠的一般性策略。现在我将与你分享更有趣的部分：如何把这些原则应用于你的具体睡眠类型。具体来说，狮型人，当你的能量水平在晚上下降时，你将学会该怎么做；熊型人，你将学会如何克服下午 3 点的低迷，而无须伸手去拿咖啡和蛋糕。狼型人，你将学会如何在上午提升你的能量。我相信你现在已经意识到，这本书不仅仅是帮助你睡得更好，而且帮助你活得更好。因为这就是我们在这个世界活着的意义，对吧？

狮型人的理想常规

　　我的狮型朋友，我很了解你们。我知道，当你处于巅峰状态时，你是每天早上最早起床的人。你头脑清醒，你要早起去参加清晨 5:45 的健身房晨练，你深夜绝不会饮酒。我毫不怀疑，你在生活中的许多领域，事业、家庭、娱乐、健康，都已经尽善尽美。

但睡眠可能是你想要有所提高的一个领域。

　　考虑到这一点，我乐于与你分享以下策略，以最大限度地提高你的睡眠和工作效率。但是，如果你不能始终完美地遵循此常规，请不要太担心。我这样说是因为你可能是成功人士，当事情没有按计划进行时你可能会有点不知所措。**在合理的范围内**，尽可能多地遵循以下建议。我不希望你能做到100%完美。你也不应该有这种想法。

你理想的睡眠节律

　　清晨 6 点：起床，清早常规活动，锻炼；这也是性爱的最佳时间

　　早晨 8 点：开始工作

　　上午 10:30：休息，小食

　　中午 12:30：午餐

　　下午 4 点：结束工作，小食

　　下午 4—6 点：放松

　　下午 6 点：晚餐

　　晚上 8 点：开始入睡常规

　　晚上 10 点：入睡

最佳时间：

　　性爱：清晨 6 点

　　锻炼：清晨 6:30

　　高效率工作：上午 8—12 点

摄入咖啡因：上午 11 点

清晨常规和提示

清晨 6 点：起床，在晨光中进行 10 分钟冥想[⊖]，写日记

清晨 6:30：45 分钟的运动，中等到高强度是最理想的

清晨 7:30：按照我提供的理想状态的三天食谱来吃早饭（参见本章后面的叙述）

上午 8 点：开始工作，如果你在电脑屏幕前工作，请佩戴数码眼镜

作为狮型人，我知道我们有多么热爱我们的早晨。我们在早上通常焕然一新，精力充沛，准备大干一场。正因为如此，你可能想从床上跳起来直接去工作。但我有一个忠告：不要这样做。相反，照顾好你的身心健康，冥想、写日记和锻炼，以此来开始新的一天。这有两个目的：你不会在午后感到筋疲力尽，而且它还让你有机会平衡你的日常活动。

最后，要知道即使是狮型人，也不会每天早上都感觉自己处于世界之巅……如果你睡眠不足，可以慢慢来。

日间推荐和提示

- 你的工作效率在上午 8 点到 12 点达到巅峰，所以将此时段用于工作。

- 如果你在电脑屏幕前工作，请在上午 8 点到 12 点之间佩戴

⊖ 如果没有清晨的阳光，买个光疗盒或光疗灯。详见第 6 章。

　　数码眼镜。

- 在午餐时间享用你一天中最丰盛的饭食；如有可能，去散步。
- 午餐后是你进行团队工作和创造性项目的最好时间。
- 下午 4—6 点是你的"放松时间"。

完成清晨的常规活动后，你可以立即开始做最重要的工作任务。毕竟，你在中午 12 点之前处于最佳状态。早上是进行具有挑战性工作的最佳时间。

如果你摄入咖啡因，请尝试在上午 11 点左右喝杯咖啡或绿茶，因为这将维持你整个下午的能量（更早饮用可能会导致焦虑）。午餐应该是你一天中最丰盛的一餐。饭后也是走进大自然，到户外散步的好时机。这将有助于阻止你的工作狂和完美主义倾向。

到了下午，你可能会发现你的能量有点减少。为了解决这个问题，你可以到户外去，或坐在窗边，吃点健康的零食。下午，请取下数码眼镜。众所周知，蓝光会抑制褪黑素，让你感觉更加清醒。所以到了下午，蓝光是朋友，而不是敌人。

最后，确保你在下午 6 点之前有一些"放松时间"，例如瑜伽、散步或只是放松一下。这样一来，你就不太可能将白天的压力带到晚上，而压力可能会破坏你的睡眠。

夜晚提示

到了晚上，你可能会感到很累。但需要注意的是，你不要试图让自己振作起来和你的熊型和狼型朋友一起出去狂欢。如果你这样做了，你可能会打乱你的昼夜节律，那就更难睡好觉了。

相反，你可以蜷缩在沙发上看书，看你最喜欢的电视节目（戴上防蓝光眼镜），或做一些温和的瑜伽练习，以此来进行自我保健。

如果你遵循下面的标志性睡前流程，你将最有可能睡个好觉。要知道，睡觉时戴上眼罩对你来说尤为重要。你可能会比家中的其他人（熊型或狼型）更早上床睡觉。因此你要确保自己不被任何光线打扰。同样，用一些粉红噪声来阻挡环境声音，会让你睡得更好。

你的标志性睡前流程

第 1 步：晚上 8 点钟—佩戴防蓝光眼镜

第 2 步：晚上 8 点钟—服用薰衣草油，或使用薰衣草精油香薰

第 3 步：晚上 9 点钟—你智能手机上的晚安闹钟应该响了，提醒你要停止使用电子设备

第 4 步：晚上 9 点钟—洗澡

第 5 步：晚上 9:30—冥想 20 分钟

第 6 步：晚上 10 点钟—关灯，戴上眼罩，入睡。为了睡得更好，试试播放粉色噪声，例如海浪声

破坏睡眠的因素

头五名：

- 电子设备
- 压力
- 蓝光
- 床上活动

- 在新环境中睡觉

在所有的睡眠类型中，狮型人最不可能做破坏自己睡眠的事情。但情况也并非总是如此。有时你会在床上完成工作，长时间加班，以及很晚了还在使用电子设备，并因此而感到内疚。狮型人也容易焦虑，所以要注意压力大的信号（例如凌晨 3 点醒来和早上感到疲倦）。众所周知，压力是破坏睡眠的主要因素。考虑到这一点，有必要制定健康的压力管理策略：无论是惯常的周末户外活动（不携带用于工作的笔记本电脑），还是两周一次的瑜伽课。

睡眠场所

头三条建议：

- 遮光百叶窗或窗帘
- 加重毯子（尤其是如果你感到焦虑的话）
- 没有电子设备

在所有睡眠类型中，狮型人将从遮光百叶窗或窗帘中受益最多。你们的褪黑素水平通常在凌晨 4 点或 5 点左右非常低。因此，如果在这个时间有任何光线照入你的卧室，你可能会过早醒来。如果你是一位承受压力的狮型人，加重毯子是你卧室的绝佳补充品。它可以帮助你感到轻松自在。最后，对于所有睡眠类型的人来说，都最好保持卧室中没有电子设备。

最好的芳香疗法

你会注意到，我推荐薰衣草油或精油香薰作为你睡前常规的重要组成部分。除此之外，橙油也可以促进放松。所以当你在做一个冗长的项目时，这对你来说可能是一个不错的选择。

最好的辅助疗法

狮型人容易感到压力和焦虑。所以应该每周来一次按摩。

助眠膳食推荐

头三条：

- 早餐喝一杯奶昔
- 不要不吃饭
- 服用充足的 Omega-3 脂肪酸

在所有睡眠类型中，狮型在饮食方面需要最少的指导。尽管如此，你总有需要改进的地方。作为狮型人，我相信你会乐于听一下以下意见。

在饮食方面，最需要考虑的是你的能量水平：早上高；下午中等；晚上低。考虑到这一点，我建议你早餐吃奶昔。你不应该吃太多东西，否则会状态不佳。然而，在你最初的能量爆发后，你需要在上午的零食和午餐中加入一些蛋白质和复合碳水化合物，这将帮助你度过整个下午。

到下午 4 点左右，你应该多吃富含镁和 Omega-3 脂肪酸的零食，因为当一天接近尾声时，这些零食会帮助你放松身心。理想的晚餐是清淡且易于消化的食物，因为它不会进一步降低你的能量水平。

请注意，你不能不吃饭。如果这样做，你的焦虑症状可能会变得更糟。

最后，下面的这个三天食谱是为你的特定睡眠类型设计的，但请随时根据你的需要来进行调整。由于我们每个人的能量需求不同，我故意省略了饭食的分量。

理想的三天食谱

第一天

早餐：含有植物蛋白、香蕉、菠菜、豆奶或低脂牛奶的奶昔

零食：糙米饼干，上面加上鸡蛋或鹰嘴豆泥；咖啡或绿茶

午餐：糙米沙拉配鸡肉或豆腐；无咖啡因绿茶

零食：一把坚果（从核桃、杏仁、巴西坚果或开心果中选择）和一些草莓；甘菊茶

晚餐：烤三文鱼和烤蔬菜

第二天

早餐：含有植物蛋白、香蕉、草莓、奇亚籽、豆奶或低脂牛奶的奶昔

零食：全麦吐司面包，配低脂乳清干酪和碎杏仁；咖啡或绿茶

午餐：金枪鱼糙米寿司，配绿色沙拉；无咖啡因绿茶

零食：糙米饼干，配牛油果；甘菊茶

晚餐：南瓜汤，配低脂希腊酸奶，上面撒上碎坚果

第三天

早餐：含有植物蛋白、香蕉、蓝莓、奇亚籽、豆奶或低脂牛奶的奶昔

零食：低脂希腊酸奶，配浆果；咖啡或绿茶

午餐：豆腐、藜麦、红薯和杏仁沙拉；薄荷茶

零食：香蕉配杏仁黄油；甘菊茶

晚餐：烤三文鱼，配蔬菜（如菠菜、羽衣甘蓝、绿豆、西兰花）

干杯时刻

我在第 5 章中提到，酒精妨碍我们的睡眠：它会缩短睡眠时间和深度，让人夜间醒来，哪怕是只喝了几杯酒。所以，如果你想改善睡眠，最好完全避免饮酒。但如果你必须喝酒，以下是最佳饮酒时间：

狮型：下午 2—4 点

熊型：下午 3—5 点

狼型：下午 4—6 点

熊型人的理想常规

啊，可靠的熊型人。你可能很熟悉睡眠的挑战和磨难。这包括失眠、早晨的疲劳、下午 3 点的低落和睡前焦虑。

在生活中，你可能一直在坐能量过山车：靠咖啡因和糖提神，因为喝酒而乏力，晚上看奈飞视频。如果这种情况已经发生了一段时间，你很可能会接近倦怠。

但不要惊慌：你有更好的方法。我在本节中分享的策略不仅可以帮助你睡得更好，而且可以让你生活得更好。我的许多熊型客户都和你有过类似的经历。然而，通过采用以下几页中的流程，

他们的睡眠得到了真正的改善。他们能够更快地入睡，睡得更深，醒来时更神清气爽。你也可以做到。

你的理想睡眠节律

清晨 7 点：起床，清晨的常规活动；这也是性爱的好时机（选项 1）

早上 8 点：早餐

上午 9 点：开始工作

上午 10:30：短暂休息，零食

中午 12:30：午餐，锻炼

下午 3 点：休息，零食

下午 5 点：结束工作

下午 5—6:30：放松时间

傍晚 6:30：晚餐

晚上 8 点：开始准备就寝的常规活动

晚上 9:30：性爱的好时机（选项 2）

晚上 10:30：就寝

最佳时间：

性爱：清晨 7 点或晚上 9:30

摄入咖啡因：上午 8 点

高效率工作：上午 10 点—下午 2 点

锻炼：中午 12:30

饮酒：下午 3—5 点

清晨常规和提示

清晨 7 点：起床，在晨光中进行 20 分钟冥想$^\ominus$，写日记；这也是性爱的适宜时间

清晨 7:30：三十分钟的运动，最好是低到中等强度的

上午 8 点：你摄入咖啡因的最早时间

上午 9 点：开始工作

熊型人在早上通常都不太有精神。但如果你重新调整你的早晨习惯，你就可以告别昏昏欲睡。真的！虽然你不会像狮型人那样精力充沛，但如果你利用这些能量提升手段：光、冥想和正念练习，你仍然会感觉好很多。如果这些措施看起来有点让人手足无措，那就从小事做起，先做最重要的事情：到户外去，接触自然光。如果你居住的地方阳光有限，请务必购买光疗盒或光疗灯。

在锻炼身体时，保持简短，三十分钟就足够了。可以做些快走或瑜伽之类的运动。

最后，我说说咖啡因。我知道你一醒来可能就想喝一杯咖啡。但请少安毋躁，至少在早上 8 点之后再喝咖啡。否则，你可能会让下午 3 点的疲惫更难熬。

日间推荐和提示

- 上午 10 点到下午 2 点之间做你最重要的任务
- 尽可能在团队中工作

$\ominus$ 如果没有清晨的阳光，买个光疗盒或者光疗灯。详见第 6 章。

- 每工作两小时休息片刻，以缓解疲劳，在下午更是如此
- 下午 1 点到 6 点之间佩戴数码眼镜（尤其是如果你在晚上无法放松）
- 你下午 3 点钟很可能精力下降。没关系的。你就是这样的

熊型人在白天很活跃，尤其是当你前一天晚上有足够睡眠的时候。你在团队中工作得最好。所以从一开始就围绕团队活动来安排你的一天。如此，你会发现自己更有工作动力。毕竟，如果有其他人参与，你的工作、锻炼和午餐时间的散步会更有吸引力。类似地，工作一段时间后休息一小会儿，和同事聊几句，可以降低你的压力水平，提高工作积极性，并避免昏昏欲睡。

你的工作效率在上午 10 点到下午 2 点之间达到顶峰。因此，如果可以的话，请据此安排你的工作日日程。毕竟，我们都知道下午 3 点的精力下降会到来……那为什么还要与之抗争呢？还是把它当作一个暂停的机会，享受十分钟的"自我时间"。出去晒晒太阳，做深呼吸，或吃点健康的零食。这会给你带来急需的充电复苏，而不需要借助于咖啡因。

你有时候会受困于压力过大。如果你发现自己变得焦虑，请留出一些时间来感受大自然，无论是坐在公园里，还是去散散步。在下午佩戴数码眼镜也是一个好主意。它可以减轻蓝光的影响，以免你夜不能寐。

夜间提示

晚上的情况对你来说有点复杂。一方面，你太累了，只想在电视机前放松。但当你上床睡觉时，你的思绪开始运转。熬夜，

睡眠不足，早上感觉晕头转向。

所以我希望，你要格外认真地执行你的标志性睡前流程。因为虽然我们在深夜看电视时感觉很好，但这是我们彻夜难眠的最大原因之一。但如果你坚持做睡前常规活动（这是专门为你量身定制的，会让你的身体放松下来），你会发现自己夜间醒来的时间越来越少。如果你碰巧在夜间醒来，只需按照我在第 6 章中分享的重新入睡的五步骤方案来做即可。

你的标志性睡前常规

第 1 步：晚上 8 点—戴上防蓝光眼镜

第 2 步：晚上 8 点—服用薰衣草油，或使用薰衣草精油香薰

第 3 步：晚上 9:30—你的晚安闹钟应该响起，提醒你停止使用你的电子设备；如果可以的话，这也是性爱的好时机

第 4 步：晚上 9:30—洗澡

第 5 步：晚上 10 点—写日志，20 分钟的冥想

第 6 步：晚上 10:30—关灯，戴上眼罩，入睡；如果可以的话，播放一些白噪声，例如风扇的声音，它可以帮助你更快入睡

破坏睡眠的因素

头五名：

- 电子设备
- 压力
- 摄入过多糖分
- 工作时间过长

- 缺乏运动

压力和电子设备的影响对熊型人来说是个大问题。但熊型人的独特之处是下午 3 点的低迷，这可能会导致熊型人去吃一些高糖甜点，或者选择不参加下班后的锻炼，回到家直接躺在沙发上。此外，你可能会因为长时间工作而在不知不觉中破坏你的睡眠。毕竟，熊型人以他们的职业道德而闻名。因此，请确保你饮食健康、坚持锻炼，并按时下班。你的睡眠会因此而感谢你！

睡眠场所

头三条推荐意见：

- 一个温度较低的房间（将空调调到 18 摄氏度）
- 舒适的床垫和枕头
- 远离电子设备

如果你做到了卧室里不放电子设备，那么如果你在夜间醒来，你就没有了去浏览社交媒体的诱惑。熊型人经常会把别人放在首位（**"孩子们需要新床垫，我的新床垫可以等以后再买！"**），但现在是你把自己放在首位，并投资于你的睡眠的时候了。无论是购置新床垫、舒适枕头、新床单，还是买整套床具，这都是值得的投资，会给你带来额外的回报。

最好的芳香疗法

你可以使用薄荷油，以此来更轻松地度过下午 3 点的低迷期。它可以提高头脑的灵敏度，并提升活力，这两者在午后对你来说都是非常需要的。

助眠的膳食建议

头三条：

- 疲劳时，选择熟食
- 下午 3 点享用丰盛的小吃
- 不吃高糖食品和巧克力

熊型人喜欢零食，在睡眠不足时可能会过度摄入高糖食物。所以这些饮食建议对你们特别重要。

首先，因为你的能量水平在起床时很低，我建议你吃熟食早餐。生食对消化系统是个负担。我不想消耗你已经较低的能量水平。我推荐的早餐富含蛋白质和复合碳水化合物，可以提供你所需要的能量，让你无须依赖咖啡因来提神。

说到咖啡因，我推荐你在早晨 8 点钟左右只喝一杯咖啡或绿茶。但是，如果你确实想晚上睡个好觉，并减轻下午的困倦，就别喝了。

午餐不要吃太多。你一天中的这个时候正处于你的黄金时期。所以你绝对不想被一顿大餐搞得精力下降。然而，到了下午 3 点，你可以饱餐一顿丰盛的小吃。我下面提供的选择富含蛋白质和健康脂肪，可以提供持久的能量。因此你可以在不吃高糖食物的情况下精神饱满地结束一天的工作。

我推荐简单快捷的晚餐。请注意你的晚餐应该是熟食，就像你的早餐一样。我知道你的身体在忙碌一天之后需要休息，这包括消化系统。然而，为了不让你感到被剥夺了太多的美食，我建议你在餐后享用酸樱桃汁。尽情享受吧！

理想的三日食谱

第一天

早餐：全麦吐司面包，上面加鸡蛋，配菠菜；咖啡或绿茶

零食：含植物蛋白、香蕉、低脂希腊酸奶、奇亚籽、豆奶或低脂牛奶的奶昔

午餐：鸡肉、牛油果和藜麦沙拉

零食：全麦吐司，配低脂乳清干酪和新鲜浆果；薄荷茶

晚餐：烤三文鱼和清蒸蔬菜（如芦笋、青豆、菠菜或羽衣甘蓝）

零食：酸樱桃汁

第二天

早餐：燕麦、植物蛋白、豆浆或低脂牛奶制成的高能量粥；咖啡或绿茶

零食：低脂希腊酸奶，配以新鲜浆果和碎坚果；薄荷茶

午餐：豆腐、红薯和藜麦沙拉

零食：植物蛋白、草莓、香蕉、奇亚籽、豆奶或低脂牛奶制成的奶昔；薄荷茶

晚餐：烤鸡配烤青菜（如西兰花、青豆、西葫芦、羽衣甘蓝）

零食：酸樱桃汁

第三天

早餐：全麦吐司面包，配蘑菇煎蛋；咖啡或绿茶

零食：香蕉，配杏仁黄油；薄荷茶

午餐： 三文鱼沙拉，配糙米

零食： 全麦吐司面包，配牛油果和番茄；无咖啡因绿茶

晚餐： 鸡肉和红薯咖喱

零食： 酸樱桃汁

狼型人的理想常规

狼型人，是时候兴奋起来了。在所有睡眠类型中，我知道你可能因睡眠不佳、精力不足和积极性下降而受苦最深。你可能已经养成了熬夜的习惯。然而，当你真的上床睡觉时，却很难入睡。这种情况可能已经持续了好几年。但别担心，办法就在眼前。下面的策略是根据你的具体需求量身定做的。它们将帮助你告别疲劳、焦虑和长期睡眠不足。

如果你迫切地需要改善睡眠，那么请你全身心地投入并执行下面的策略，它将使你个人、事业和亲密关系都受益。很快，标志性的睡前流程就会习惯成自然，不再是一件苦差事。相反，你会热切期待它。

你理想的睡眠节律

早晨 7:30： 起床，清晨常规

上午 8:30—9:30： 放松时间

上午 9:30： 开始工作（如果可以，上午 10 点甚至更晚开始工作）

上午 11 点： 休息，早午餐

下午 1:30：午餐，休息

下午 4:30：休息，零食

下午 5:30：结束工作（如果需要的话，晚一点收工）

下午 6 点：锻炼

傍晚 6:30：晚餐

晚上 8 点：开始就寝常规，放松时间，零食

晚上 10 点：性爱的最佳时间

晚上 11 点：就寝时间

最佳时间

摄入咖啡因：最好是从不，但如果你必须来点儿，那上午 8:30 比较合适

高效率工作：下午 2—6 点，有时候是更晚一些

饮酒：下午 4—6 点

锻炼：下午 6 点

性爱：晚上 10 点

清晨常规和提示

早晨 7:30：起床，坐在光疗盒或光疗灯前面

上午 8 点：20 分钟的冥想、散步和伸展运动

上午 8:30：零食，普通或无咖啡因绿茶，不要喝咖啡

上午 9:30：开始工作

狼型人，我直截了当地告诉你：你的昼夜节律决定了你在上午的精力不会很旺盛。我相信你也已经意识到了这一点，并且较

好应对了这一问题。但是有了这个新的清晨常规程序，你会处理得更好。如果你尝试了光疗，你将会很自然地产生在早上精力充沛、在晚上疲惫的感觉，我相信它会成为你很喜欢的新疗法。我知道这听起来好得令人难以置信，但我已经看到它发生在其他人身上，所以我知道它可能也会发生在你身上。

你可能已经注意到，我在清晨为你设置了一小时的放松时间，而让其他睡眠类型的人在下午放松。我意识到，你不可能每天早晨都有时间放松。但如果有可能的话，请尽量做到这一点。永远在早晨对自己温柔以待，不管是在锻炼、进餐还是期望值方面。

最后，你要知道，你有一条能量生命线：（含咖啡因）绿茶。在你最需要的时候饮用，因为我知道这会给你带来你所需要的能量提升，而你不必求助于绿茶的破坏睡眠的近亲——咖啡。

日间推荐和提示

- 上午先做最容易的任务
- 如果可能的话，晚一点开始和结束工作；中午 12 点到晚上 8 点的工作时间最理想
- 你的工作效率巅峰出现在下午 1 点到 6 点（甚至更晚）
- 不管什么时间段，当感到焦虑的时候，请佩戴数码眼镜
- 以锻炼来结束一天的工作

虽然你的疲劳在上午的晚些时候已经消退了一点，但在早晨工作仍然不是你的强项。请相应地调整你的日程安排。先做一些简单的任务，以此来开始一天的工作。如果可能的话，把你的工作时间往后调整。我知道，相对较晚的开工时间和收工时间对你

来说是理想的。但我也知道，我们并不总能得到我们想要的东西。所以有时我们只能尽力为之。

而且，事实上有很多方法可以让你自然地对抗早晨的疲劳。比如阳光、零食和在合适的时间点安排的小型社交活动。如果你能这样安排你的一天，你会轻而易举地进入下午，感觉能量已经储备好，准备好兴致勃勃地处理你的待办事项清单。

说到下午，你会注意到你在下午 1 点或 2 点左右进入了自己的状态。所以试着利用这一点，这是你大放异彩的时间。尽管如此，我知道当你睡眠不足时，你的能量水平可能会非常不稳定，这很容易引起焦虑。如果是这种情况，请休息一下来放松自己。如果你正在看电脑屏幕，请戴上数码眼镜。

最后，因为你的能量水平在大约下午 6 点钟还是很高，抓住这个好机会进行锻炼。

夜晚提示

虽然你可能想工作到深夜，但请不要这样做，尤其是如果你第二天必须在早上 7 点左右起床。即使你的工作不需要你总是眼睛盯着屏幕，屏幕仍然可以刺激你，让你更难入睡，这是我们最不想要的。

说到睡眠，我知道你可能会认为，我在下面的常规程序中建议同时使用防蓝光眼镜和暖光灯，这有点过头了，尤其是睡前三个小时就要求这么做。但请你不要误会，这会对你的睡眠有很大的影响。我希望你有最好的机会在晚上 11 点左右轻松入睡。

最后，如果你躺下 20 分钟后还没有入睡，那就起床，而不是辗转反侧。按照第 6 章中描述的步骤进行操作，你将更快地重新入睡。

标志性睡前常规

第 1 步：晚上 8 点—戴上防蓝光眼镜，只使用暖色夜灯

第 2 步：晚上 8 点—服用薰衣草油或使用薰衣草精油香薰

第 3 步：晚上 10 点—你的智能手机晚安闹钟会响起，提醒你停止使用电子设备；如果可以的话，这也是性爱的好时机

第 4 步：晚上 10 点—洗澡

第 5 步：晚上 10:30—记日记和阅读，20 分钟

第 6 步：晚上 11 点—关灯，戴上眼罩，然后入睡；如果可以的话，播放像风扇声响这类的白噪声，它可以帮助你更快入睡

破坏睡眠的因素

头五条：

- 电子设备
- 压力
- 酒精
- 睡懒觉
- 深夜进食

狼型人，你是最有可能昼夜节律失调的睡眠类型。所以很自然，许多破坏睡眠的因素都对你特别有吸引力。例如，你可能倾向于工作到很晚（在发蓝光的电脑屏幕前）或进行深夜锻炼。当你在深夜拥有高能量时，这一切都是完全合理的。然而，虽然我

能理解这些原因，但这并不能改变一个事实，即这些活动严重破坏睡眠，会导致你的睡眠问题。

我还需要向你强调指出其他一些关键因素：压力，不幸的是，这可能部分是由你的睡眠不佳引起的；酒精，你可能会在晚上使用它来帮助自己放松；还有睡懒觉，如果你睡眠不足，这就不足为奇。

最后，但并非最不重要的一点是深夜进食。鉴于你最喜欢在晚上进行社交活动，这是可以理解的。但请确保它不会经常发生，否则会影响你的睡眠。

睡眠场所

头三条建议：

- 远离电子设备
- 使用加重毯子
- 换上遮光百叶窗或窗帘

狼型人需要为睡眠场所付出额外的努力。**尽可能**遵循我在第 6 章中的建议，让自己最大可能获得平静、不间断的睡眠。为此要不遗余力。但是，有三条建议对你特别有帮助：远离电子设备、使用加重毯子、换上遮光百叶窗或窗帘。如你所知，在睡眠方面，电子设备对任何人都没有好处。加重毯子非常适合那些患有焦虑症的人（这在狼型中很常见）。遮光百叶窗是天赐之物。在你即将入睡时被讨厌的灯光唤醒，这是糟糕透顶的。

最佳芳香疗法

薰衣草油是狼型人的最佳选择：它是一种能减轻焦虑和促进睡眠的强效精油，也是一种天然的止痛药。此外，你可能想尝试喷洒薄荷油，尤其是在早上。这种香气有助于减轻疲劳。

助眠膳食推荐

头三条：

- 起床后吃点零食，在早午餐时间吃你的"早餐"
- 食用富含 Omega-3 脂肪酸和镁的食物
- 避免晚间过晚进食

狼型人，你们要大快朵颐了。这种饮食将帮助你们纠正两个最大的睡眠问题：早上极度疲倦和晚上"无法关机"放松。狼型人的其他常见问题是焦虑、压力大和抑郁。但有了我给你推荐的超级营养素，这些症状应该会减轻。最后，但并非最不重要的一点是，这种饮食会让你整晚睡得更久、更深。

首先，早上你应该放轻松。以零食开始新的一天。然后在早午餐时间轻松享用适当的早餐。早午餐应该是一顿体面的饭菜，富含你需要的营养，比如复合碳水化合物，以妥当地开启你的一天，并提高能量水平。早午餐后，先享用有益睡眠的零食，然后在较晚的时间再吃富含蛋白质、Omega-3 脂肪酸和镁的午餐。最后，争取与你的熊型和狮型朋友共进一顿较早的晚餐。在你理想的晚餐时间和他们理想的晚餐时间之间的某个时间一同进餐。这不仅意味着你在有益于睡眠的时间进餐，而且通过社交，你还可以缓解可能出现的晚间焦虑。晚餐后，你可以期待一份特别的零食。与其他睡眠类型一样，你可以根据自己的需要来随意调整饮食结构和分量。

理想的三日食谱

第一天

零食：香蕉，配杏仁黄油；无咖啡因绿茶或普通绿茶

早午餐：全麦吐司面包，配蘑菇煎蛋；薄荷茶

零食：糙米饼干，配低脂乳清干酪

较晚的午餐：鸡肉、红薯和西洋小菠菜沙拉；薄荷茶

零食：一把巴西坚果

晚餐：烤三文鱼，配蒸青菜（如芦笋、青豆、菠菜或羽衣甘蓝）；甘菊茶

零食：酸樱桃汁，两个猕猴桃

第二天

零食：低脂希腊酸奶，配浆果；无咖啡因绿茶或普通绿茶

早午餐：全麦吐司面包，配鸡蛋，配菠菜；薄荷茶

零食：含有植物蛋白、香蕉、草莓、奇亚籽、豆奶或低脂牛奶的奶昔

较晚的午餐：全麦饭卷，配火鸡、白软干酪和沙拉

零食：糙米饼干，配牛油果

晚餐：烤金枪鱼，配白豆泥和清蒸蔬菜（如芦笋、青豆、菠菜或羽衣甘蓝）；甘菊茶

零食：酸樱桃汁，两个猕猴桃

第三天

零食：全麦吐司面包，配坚果酱；无咖啡因绿茶或普通绿茶

早午餐：燕麦粥，配浆果；豆奶或低脂牛奶；薄荷茶

零食：含植物蛋白、香蕉、蓝莓、低脂希腊酸奶、豆奶或低脂牛奶的奶昔

较晚的午餐：鹰嘴豆、牛油果和藜麦沙拉

零食：金枪鱼和糙米寿司

晚餐：豆腐和红薯咖喱，配腰果；甘菊茶

零食：酸樱桃汁，两个猕猴桃

第9章

维持改善睡眠的胜利果实

坦率地说：你有多少次读过一本书或听过一段播客，激动不已，对自己说，"我一定要这么做！"然后从来没有**真正**做到过？如果你和我一样，那我们就已经历过很多很多次这种事了。一般来说，我们一开始很受鼓舞，很高兴看到某种方法向我们承诺的结果，然后坚持了几天或几周后……有些事情发生了。我们就分心了。周末快到了，或者可能是假期。或者，也许我们忙于工作，认为我们根本没有时间去做它。

如果你是这种情况，你要知道这是完全正常的反应。制定战略只是变革的一个要素。另一个要素是建立一个系统。例如：你将如何做出和维持这些变化？最后，也是最重要的第三个关键要素——支持。

你可能有一个很好的策略。但因为你缺乏正确的系统或支持，或者两者都没有，所以无法取得长期的效果。事实上，你有没有考虑过什么是正确的系统？你有没有想过，为什么其他人似乎能让其生活发生巨大的变化，而你却在为看似简单的变化而苦苦挣扎，比如提前一个小时睡觉？

我们都内疚地认为自己有问题："我就是不善于做出改变"，或者"我不善于养成新习惯，我太固守自己的旧方式了"。另一个问题是我们认为我们"太忙"或者"还不是时候"。任何有这些想法的人都应该知道：a）现在是合适的时间，b）你真的很擅长改变，你一直都在改变。

但不要仅仅听我的说辞。继续阅读，你会亲身体会到这一点的。基于行为改变的原则，本章将向你展示如何将想法转化为行动，并最终实现持久的结果。就改善睡眠而言，这可能指的是执行你的睡前常规，结果是更容易入睡，晚上醒来的频率更低，或者睡得更深。就你的日常生活而言，这可能意味着更清晰的头脑、更高的工作效率和更少的压力。理想情况下，它将意味着所有这些事情。

请记住，这不**仅仅**关乎你的睡眠，也关乎你醒着时候的生活质量。

权力原则

人们都说，心态就是一切。如果没有正确的心态，当你试图解决睡眠问题或任何问题时，你都将面临一场艰苦的战斗。因此，在要求你采取行动来创造持久的改变之前，我希望你拥有正确的心态。基于我的个人学习和实践经验，并受到自我发展方面的畅销书的启发，例如斯蒂芬·柯维的《高效能人士的七个习惯》和西蒙·斯涅克的《从为什么开始》，我想与你分享我认为的"正确"心态的基础。虽然我可以持续讲几个小时（毕竟自我发展类书籍是我最喜欢的），但为了简短明了，我总结了五个最重要的原则。

在你通读这些原则之前，你要知道我每天都尝试在我的生活中采用这些原则，但我也并不总是能执行到位。我并不完美，我也不指望你是完美的。然而，我们可以**争取**尽可能多地贯彻它们。这个过程会使我们成为最好的自己，包括在睡眠和生活的其他方面。

原则 1：为你的行为负责

在我们创造改变之前，我们需要弄清楚一件事：我们要对自己的生活负责。即使你是一个忙碌的父母、一个过度劳累的专业人士或一个容易冲动的青少年，你也需要确信：是你，不是其他人，在控制你的生活。

这并不是说外在因素不会影响我们，也不是说我们可以控制一切。但我们确实需要认识到一个基本事实：我们要为自己的生活负责。记住：

- 是**你**要实施自己的计划（我很快会详述！）
- 是**你**要在工作中承担另一个项目
- 是**你**在晚上要将自己的健康，而不是外出玩乐，放在首位
- 是**你**的人格力量，让你的行动胜过嘴上功夫

这些是你的选择，你的行动，或你的不作为。没有其他人可以为你做这些事情。虽然我可以指导、支持和帮助你，但归根结底，你需要负起责任。我指的责任是它在英文中的本质：

response-*able*=able to make a response

负责=能够做出响应

有句古老的格言：我们会因为我们的所作所为，而不是我们

所说的话，而受到评判。

原则2：意识到你是做出改变的大师

如果你曾经告诉自己你不善于做出改变，你根本"不能"养成新习惯，或者你"不擅长"长期坚持，那你就错了。事实上，我敢打赌，我可以帮助你找出，你曾经做出的无数次改变，以及因此而实现的无数目标。

例如，当你出现健康问题，并被建议多运动、少喝酒，甚至要每天服药时，你是否这样做了，哪怕是在很小的程度上？或者也许你开始了一段恋爱关系，而你的新伴侣喜欢下午散步。你是否能够跟随新伴侣的节奏，并总是优先考虑它，而不是你以前的行为？那些认为自己不能长期坚持某事的人，都应该曾经有过一份你真的、真的不喜欢的工作，但你坚持了下去，因为你不得不这样做。

虽然上述情况可能只适用于我们中的一些人，但我知道有一件事适用于我们所有人。在新冠疫情大暴发之前，难道你曾经想象过，你必须在生活方式上做出如此重大的改变？老实说，我们大多数人可能想都没想过。如果你问我，如果在两年中的大部分时间里不能去健身房、不能去我最喜欢的开胃酒酒吧、不能去见朋友、不能出国旅行，我是否认为我能活下来（还保持理智），我会告诉你："不可能！"

许多人经历了超出他们最狂野想象的变化：孩子在家上学，居家办公，依据政府规定的四个重大理由才能每天享有一个小时的"户外时间"。尽管相比之下，我的生活发生的变化很小。我们都面临过我们曾认为不可想象的挑战，并成功克服了它们。如果有证据能够表明我们能并且将会在必要时做出改变，那么这个证据就是新冠肺炎疫情时期。

我敢肯定，如果我们深入了解你的过去，我们会发现很多关于你如何做出改变并坚持下去的例子。参加个小测验吧……

小测验：我真的是个做出改变的大师吗？

在过去的一个月里，你在个人、职业和社交生活中做出了哪些艰难但却重要的改变？写下来。

个人生活：＿＿＿＿＿＿＿＿＿＿＿＿＿＿＿＿＿＿＿

职业生活：＿＿＿＿＿＿＿＿＿＿＿＿＿＿＿＿＿＿＿

社交生活：＿＿＿＿＿＿＿＿＿＿＿＿＿＿＿＿＿＿＿

每次做出的改变带来了什么好处？

个人生活：＿＿＿＿＿＿＿＿＿＿＿＿＿＿＿＿＿＿＿

职业生活：＿＿＿＿＿＿＿＿＿＿＿＿＿＿＿＿＿＿＿

社交生活：＿＿＿＿＿＿＿＿＿＿＿＿＿＿＿＿＿＿＿

你迄今为止最大的三项成就是什么？

1：＿＿＿＿＿＿＿＿＿＿＿＿＿＿＿＿＿＿＿＿＿＿＿

2：＿＿＿＿＿＿＿＿＿＿＿＿＿＿＿＿＿＿＿＿＿＿＿

3：＿＿＿＿＿＿＿＿＿＿＿＿＿＿＿＿＿＿＿＿＿＿＿

- 它们如何改变你的生活？
- 它们过去或现在让你感觉如何？

> - 你曾经需要做出哪些改变，以便取得这些成就？
>
> 当你想要放弃、投降的时候，你是怎么做的？
>
> 你现在能否做同样或类似的事情，以便带来你想要在睡眠方面看到的变化？

原则 3：知道你的"为什么"

领导力大师西蒙·斯涅克的核心**要义**，就是要知道你的"为什么"。我的建议也是如此。我确实相信，知道我们**为什么**做某事，与知道**如何**做某事一样重要，如果不是更重要的话。对我来说，这个因素是驱使我克服重大障碍（焦虑、抑郁和厌食症，等等）的最大动力，让我成为今天的我，并在这里与你分享我的睡眠策略。

知道你的"为什么"，这不只是关乎你（这是原则 4）。最激动人心和鼓舞人心的"为什么"实际上是关乎他人的，无论是你的伴侣、家人、朋友、同事，还是整个社区。在内心深处，我们都希望对我们周围的人产生积极的影响。当我们将当前的行动与这种深切的愿望联系起来时，我们就会有行动的动力。影响越大，动力就越大，最终你就能克服经常伴随变化而来的痛苦。

即使是睡得更好这个目标，也不仅仅与你个人有关。你想睡得更好，这样你就成为一个更有活力、更热情的伴侣和朋友，一个更有存在感和工作效率的员工，一个更冷静、更专注的社区成员。你想成为最好的自己，不仅仅是为了你自己，而是为了让其他人能够体验到那个最好的你。考虑到这一点，让我找出你的"为什么"……

> ### 小测试：发现你的"为什么"
>
> 思考一下未来。想象一下，未来 28 天，由于你在生活中进行的改变，你获得了你所需要的良好睡眠。你认为这将如何影响：
>
> - 你的身体健康，以及因此你将轻易完成哪些事情？
> - 你的心理健康，以及这将对你身边的人造成哪些影响？
> - 你的亲密关系、家庭和最好的朋友，以及这将如何改变你每天的"形象"？
> - 你每天都要做的具体活动？
> - 你的工作：
>   - 你的同事会如何评价你，会说你发生了哪些改变？
>   - 这会如何改进你和客户的互动？
>   - 你的工作质量改变了吗，是怎样的变化？
> - 如果你享受到了自己梦寐以求的睡眠质量，你会更享受哪些具体活动或体验？

在这个小测试中，你会发现，你有各种原因来做出改变。这就是你的"为什么"。这些原因都将激励你现在就行动起来。如果你要在这个清单中挑选出唯一一个原因，那会是什么？

我所做的就是在日记中写下答案，然后一遍又一遍地重新审视这些问题。我还会写下当天的核心价值以及打算做的事情。这让我每天都能想起我的"为什么"和我的理想自我（原则 4）。

再请你回答一下你认为三个月后可能发生的事情。在更长的

时间范围内，你将看到更进步性、更实质性的转变。真的，想象
一下吧！

原则4：听从你最好的自己的指引

我就实话实说吧：改变并不总是那么容易。即使我们知道自己的"为什么"，并感到非常有动力，但在最好的时候改变可能都会很艰难，更不用说当你觉得整个世界都在密谋反对你的时候。想一下：你规划了一个恬静的周五晚上，为你的就寝时间做好准备，甚至预订了周六清晨的健身课。然后你要下班了，你最好的朋友给你发来短信："来喝一杯，就一杯。"你肩膀上的魔鬼说，"去吧！"但另一个肩膀上的天使（更安静地）说，"回家！"冲突发生了！这个场景很熟悉吧？

虽然我会及时告诉你解决这个问题的方法，但在危急时刻、十字路口或面临冲突时，你需要问问自己：我的完美自我会如何选择？如果你不确定自己的完美自我是怎样的或他（她）会做什么，请参加下面的小测验。从本质上讲，你越能熟悉、理解和欣赏最好的自己，就越容易在这些关键时刻采取行动。

小测验：我的完美自我

- 在三个月的时间里，我会成为最完美的自我：我是谁？
  或者，问问自己："如果我问我的伴侣或好友，'最完美的我是什么样子的？'他们会怎么回答？"

- 我每天感觉如何？

- 我会继续做哪些事情，为什么？

- 我会做出哪些改变，为什么？
- 我的核心价值是什么？
- 我每天会如何践行这些核心价值？
- 为了达到这个完美的自我，我今天可以采取哪些行动？

原则 5：就在当下

如果你在等待一个"更好的时机"来创造改变并开始过你真正想要的生活，我会告诉你：它不会到来。想想你在原则 2 的小测验中概述的三大成就。你觉得当时你准备好了吗？你感觉当时是完美的时机吗？你当时万事俱备、事事如意吗？绝对不是！

我从个人经验中知道，你永远不会感到准备就绪，或者拥有所需的所有资源。这一时刻不会出现。从我的个人经验来看，如果能回到过去，我最大的一个愿望就是告诉年轻的自己：不要再等待更好的时机了。相反，我会告诉她："奥莉维亚，别空想了，开始干吧。时间到了，就是现在，就是今天。突破你的界限，适应不适，你知道自己可以成为理想的自我。"

我无法让时间倒流并告诉自己这一点。那我就把它告诉你。

日记中的提示

你可能还记得，我在第 8 章中为你的个性化睡眠类型策略建议了留出时间记日记。作为多年来一直写日记的人，我知道反思的好处，无论是在早上反思（狮型人）、晚上反思（狼型人）还是早晚都可（熊型人）。为了帮助你每天进行反思，我想出了以下提示。你可根据自己的情况而随意使用其中的一部分或全部。

我感觉如何：在做任何事情之前，请先反省一下自己。无论出现什么样的感觉，都没关系。你的感觉并不是你，它只是你的延伸。

昨天的一个亮点：再一次把这一亮点事件和你当下的感觉联系起来，想一想是什么让你感觉很棒？

昨天的一个低点：你遇到了什么挫折？沮丧时刻，你对你的孩子或狗大喊大叫的那一刻发生了什么？我再说一次，这没关系。这不会改变它已经发生了这一事实，但这的确能改变它再次发生的可能性。

一个教训：将你的教训与你的挫折联系起来。这一步阻止我成为"轮子上的仓鼠"，日复一日地重复同样的错误。

三个感激：保持简短。例如一段美好的谈话、一顿美餐、醒来时感觉神清气爽。尽可能在你的控制范围内巩固这些美好的回忆。这意味着如果你需要再次创造这种美好感觉，你可以做到。

今天践行的价值：正如在原则 4 中指出的那样，你有许多想要践行的价值观念。但是，记住践行**所有**这些价值可能会很棘手。因此你只需选择一个，并想象一下你将如何践行这一价值。

给自己肯定：你今天想听到什么？如果你需要一些想法，这是我想给自己的十个肯定：

- 事情会按我的事先安排推进

- 信任是我的超级能量
- 成长是我每日的选择
- 今天我选择去爱
- 我最重要的工作是保持快乐
- 一切都在完美的时刻显露出来
- 我很安全，备受支持
- 我都没有意识到，我是如此受到关爱
- 照顾好自己是我今天的首要任务
- 现在就开始行动

六步改变系统

这些原则是宏伟的总体规则，让你创造持久改变并最终成为最快乐、最健康和休息得最好的自己。但它们并不很实用。它们没有告诉你如何做你需要做的事情，也没有告诉你如何停止做你知道不应该做的事情。所以你需要行为改变的蓝图。

这个系统减少了对意志力的依赖。正如你所知，意志力可能会不时发生变化，这取决于你的心情和环境。相反，该系统使改变成为一个简单的流水线过程，让你轻松地走向你想要的未来。在这里的情境中，那就是更好的睡眠。无论你面临的挑战是开始养成健康习惯并坚持下去，还是长期保持胜利成果，该系统都很适合你。不过，我不会把这些步骤都归功于我自己：其中许多步骤都源于詹姆斯·克利尔的《掌控习惯》这本书。

第 1 步：有实施意愿

在你阅读完你的个性化计划后，我希望你对每个行动都自问：

- 具体来说，我需要做什么？
- 我什么时候会这样做？
- 我将在哪里做？

与其制订一个听起来像"晚上 7 点，戴上防蓝光眼镜"这样的行动计划，不如让自己的行动更加明晰：

- 我会做（行为 X）
- 在（时间 Z）
- 在（地点 Y）

这样做更加具体，你会在各种障碍物出现之前识别它们，并且让你有能力在它们使你脱轨之前克服它们。第一步被称为"有实施意愿"，新常规的每一个步骤都需要写到纸上，以便你能按方执行。

第 2 步：让事情变得简单

在编写你的实施意愿时，首先检查你当前的行为模式，看看你的新习惯如何能够最容易适应它。例如，如果你知道每晚 7 点要吃完晚饭，那么从逻辑上讲，将防蓝光眼镜放在餐桌旁边，并在手机上设置闹钟提醒你戴上它，相比把你的防蓝光眼镜藏在抽屉里，或放在你的卧室里，且没有在手机上设置闹钟提醒，就会容易很多。不要依赖意志力。利用技术的自动化（例如闹钟），利用现有习惯的提示来帮助你建立新的常规。如果你这样做了，你就更有可能坚持下去。

然后让自己真的喜欢上新习惯。如果你发现在手机晚安闹钟响起之时关掉电视真的**非常、非常**困难，那么诀窍就是找到你同样喜欢的另一种行为：冥想、阅读或与伴侣共度美好时光。选择一些我们喜欢，但似乎从来没有时间去做的事情。同样的道理，周末对你来说或许是一个新的痛处：少喝酒，早睡……我的意思是，这样似乎就让生活失去乐趣了。我理解你。我有过这种经历。你还是要使新习惯成为你喜欢的东西。当你知道你要清早起床，去和你最好的朋友一起散步或者和你的伴侣一起去浪漫之旅时，早早入睡就会很有吸引力。

最后，让自己周边充满积极的影响，不要让你的新习惯在社交方面造成过多障碍。例如，如果你知道你的朋友每周五晚上都会去酒吧，那么可以邀请他们在周末共进早午餐。虽然你可以参加周五晚上的寻欢活动，但这需要你坚持自己的意志力，来对抗你那些嗜酒好友的诱惑。我至少可以说，你可能很难坚持到底。考虑到这一点，谨慎选择你的社交活动，并知道自己完全可以说不。请记住，当我们以理想的自我为目标行事时（原则 4），有时这可能与我们曾做出的承诺（无论是个人的还是社交方面的）相冲突。这意味着，有时你可能需要远离你正在做的事情，以便做你应该做的事情，并在此过程中成为你想成为的人。

第 3 步：记录自己的行为

我最近使用的最棒的工具就是习惯追踪表。我的一个客户启发了我。他追踪了所有事情，从咖啡因摄入量和就寝时间，到他的"冥想时间"和各时段工作效率。我在这方面还受到《掌控习惯》一书的启发。习惯追踪正如其字面意思：跟踪自己的习惯。如果你想象力丰富，那甚至不需要将其制作成复杂的 Excel 表格，使用彩色的 A4 纸和马克笔就可以。

根据你的实施意愿，写下你承诺要养成的新习惯。每完成一个目标，就画一颗星。随着时间的推移，你会看到规律。例如，你可能会注意到，在星期五晚上你总是忘记吃每晚都要服用的含镁食品。也许那是因为你总是出去吃晚饭，然后找个地方逍遥。无论出现什么，你都应该知道，这完全没问题。这不会改变它已经发生了这一事实，但是这会引起你对它的认识。此外，它还可以帮助你识别和克服你面临的挑战。

最后一点，这一步的根本之处是每天跟踪它。这将使你在彼时彼刻产生责任感去立刻做出改变，并在每次获得一颗星时都会给你带来一点多巴胺的快乐。

习惯追踪表，以狼型人的标志性入睡常规为例

	周日	周一	周二	周三	周四	周五	周六
晚上8点：在客厅里戴上防蓝光眼镜							
晚上8点：在餐桌旁服用薰衣草油和使用薰衣草精油香薰							
晚上10点：手机上的晚安闹钟响起，停止使用电子设备							
晚上10点：洗澡							
晚上10:30：在餐桌旁用含镁食品（可能还有褪黑素）							

（续）

	周日	周一	周二	周三	周四	周五	周六
晚上10:30：在床上阅读20分钟，完成夜晚日记							
晚上11点：戴上眼罩，关灯							

第4步：为可见的奖励而努力

追踪习惯很棒，得到一颗星也很棒。但在内心深处，我们真正想要的奖励是更大、更实际的奖励。感觉良好是一种内在的奖励。但是它是抽象的，并且会随着你的心情而变化。所以在危急时刻，你可能会发现自己很容易被诱惑所左右。为了解决这个问题，为你的辛勤努力提供具体、实时的奖励会更令人鼓舞，并且会减少我们偏离轨道的机会。

获得 7 颗星：去餐厅吃晚饭，或者下单购买你最喜欢的晚餐外卖。

获得28 颗星：享受按摩师的居家按摩，或者购买你一直想要的衣服。

用任何吸引你的东西作为奖励都很好，除非该奖励与你的习惯正在建立的最终目标相冲突。例如，"和朋友一起熬夜"的奖励与睡得更好的目标相冲突，所以不适合。其次，确保你把你正在努力达到的目标设置得非常具体，当你达到你想要的目标时，信守诺言。

我建议你设置分段目标：7 天、1 个月、6 个月和 1 年。想象一下，如果你能做到365 天的就寝常规，那就是翻天覆地的变化。确保你的努力得到你生命中最重要的人的认可和赞赏：那就是你。

第 5 步：有一个问责合作伙伴

美国国家航空航天局的研究发现，在问责合作伙伴那里进行定期签到，会使你实现目标的可能性提高 95%。是的，高达 95%。有一个伙伴，这在你的改变历程中是至关重要的。这不仅提醒你有人会检查你，提醒你采取日常行动，它也是克服障碍并最终长期保持在正轨上的关键。

请你这样想一下：如果你的老板给你设定了一个年度目标，但从未检查过你的进展情况或询问你是否需要任何额外的支持，你有多大可能实现目标？即使你可能会实现目标，但我可以向你保证，其过程无疑会充满混乱性，或是让你在年底搞突击运动。如果你有每周的进度报告，那就会好很多。尽管睡好觉并不是业务目标，但外部问责制的办法仍然有效，并将产生重大影响。

至于谁应该做你的问责合作伙伴，你可以选择。我，或者和我类似的另一位辅导师都是理想之选，因为我们的角色就是帮助你进行反思。如果这不可行的话，好朋友或家人也会很有帮助。

无论你选择了谁，你和你的问责合作伙伴都应该每周会面一次，讨论你在前四周的进展情况，之后至少每两周讨论一次。根据我自己这方面的经验，你可以和伙伴一起回顾你在进程中的亮点、挫折、教训、日常可操作行为的执行情况、未来的进展。正如你所看到的，这与以闲聊为主的一般碰面明显不同。因此我从根本上认为专业辅导师是你最好的选择。

对自己负责

让我们汇总一下此部分的信息，以便形成一个大的图景：

- 写下你睡眠类型的入睡常规，要让每一步都反映一个执行意愿。
- 你如何"让它容易实现"？
- 7 天、28 天、3 个月、6 个月、1 年，实现每个里程碑后，你如何奖励自己？
- 谁是你的问责合作伙伴？你们在哪天的何时会面？多频繁的会面？在何地会面？
- 在你掌握了入睡常规之后，你要养成的下一个习惯是什么？提示：你的 28 天睡眠挑战，我在下一章会讲到！

第 6 步：遵守循序渐进原则

假设你设法一周又一周地坚持完成了就寝常规，并且在图表上获得了七颗星中的全部。首先，干得好！其次，下一步是什么？作为人类，我们习惯于成长，在我们的人际关系、职业生涯中的成长，当然还有我们自己本身的成长。无论你是否意识到，成长是我们存在的核心：这是我们在生活的各个方面所追求的。

另一方面，如果你曾经觉得自己像一只轮子上的仓鼠，日复一日、年复一年地重复着无意义的人生，这只是表明你渴望成长。正如我们所看到的，掌握睡眠是一个目标，它可以被分解成一些习惯，例如你的睡前常规、上午常规和有益睡眠的膳食。但是，我相信你已经明白，这是太多的任务，很难一次完成。因此你需要尊重循序渐进和"习惯叠加"的原则（从养成一个习惯开始，并在力所能及的情况下增加另一个习惯）。

我在下文中为你概述了 28 天计划。正如你将看到的那样，每周都会激励你更进一步、再努力一点点去拓展自己。这绝对**不是**让你连续四个星期经历完全相同的一周。那绝对会很无聊。相反，我提供了一个遵循循序渐进原则的框架，保证会让你在一个月内感到兴奋并持续投入。

请记住，与你们中许多人有睡眠问题的时间长度相比，四周的时间很短。此外，不要期望它是一帆风顺的线性提升。坦率地说：这不会发生。相反，有些星期会很好，而有些时候，你会觉得有很多理由让你不睡觉：比如工作很忙；今天是你最好朋友的生日，尽管你已经过度参与了许多社交活动。我预期这会发生。你也应该有这种预期。

你并不是每晚都能看到最佳结果。这并**不**意味着你已经倒退了。这并不意味着你应该停下来、放弃、认输，并相信自己永远注定要失败。相反，这意味着你是个凡人，你要接受生命本身的高峰和低谷。此外，这也意味着你需要与你的问责合作伙伴好好谈谈，以便重回正轨。

循序渐进并不意味着事情进展完美。它意味着你要去克服无疑会到来的挑战，并长期忠于自己的愿景。我提醒你一下，你的愿景是在良好睡眠的加持下，做最好的自己。

回顾

★ 结合这个系统，你能明白为什么你过去很难实现你的目标吗？

★ 你过去曾做过上述哪些步骤（如果做过的话）？

★ 你过去曾省略过上述哪些步骤（如果有的话）？

★ 效果如何？如果你错过了许多步骤，请逐步完成并概述结果。

★ 你能看到使用这些步骤将如何改变你的成功吗？

★ 你从本章中获得的主要收获是什么？

第 10 章

28 天睡眠挑战

熊型人、狮型人、狼型人：这是关键时刻。尽管我很喜欢教你知识，给你力量，但我在这里的真正目的是激发行动。我相信知识就是力量，但**得到应用的**知识才是终极力量。这就是秘诀，魔力之所在，它会产生你想要的东西：结果。

到目前为止，我们已经讨论了你的个性化计划，"权力的五项原则"和"六步改变系统"。现在，我们将深入探讨"28 天睡眠挑战"。通过一个具体且合理的短时间框架，我们可以让你当前的积极性在一个跨越 1 个月而不是几天的框架中发挥作用。然后，当你每周看到自己的进步并开始看到结果时，你会更有动力继续下去。

你可以就此想一下，1 个月在你的人生中何其短啊。

今年会有 12 个月。人的一生平均有 873 个月（基于 2021 年的人均预期寿命）。所以，真的，1 个月……它是沧海一粟，拼图的一小片，馅饼的一小块。但是，我们知道，人类能集中注意力的时间并不长。我相信这是一个完美的时间刻度。

我至少可以说，接下来的 28 天将改变你的生活。记住：这是你大放异彩的时候，是你改变的时候，是你成为最好的自己的时候。

第 1 周

第一周是最好的几周之一。此时你会注意到你在睡眠、精力和情绪等方面的微妙差异。此时你会开始更容易入睡，醒来时感觉不那么晕头转向了。此时你会开始再次感受生活的乐趣。

但是记住，这并不是什么捷径：所有的这些只有在你遵循计划的情况下才会发生。所以，事不宜迟：

1. 在第一天，和你的问责合作伙伴一起开始（使用下面的基线报告和会议计划）。

2. 储备你需要的睡眠支持物品，去除家中破坏睡眠的物品（参见下面的"准备时间！"）。

3. 改变你的睡眠场所（参见文本框中的内容）。

4. 将你的睡眠类型的完整就寝常规践行 5 天。

5. 在早晨光线充足的阳光下练习 10～20 分钟（取决于睡眠类型）的冥想。

基线报告

你现在可以跟踪自己的进度，并查看可量化的变化。那就让我们检查一下你现在的情况。你要 100%地诚实。我们不做价值判断，没有对错。我们就是要了解一下你目前的状况。因此，事不宜迟，请参考过去两周的情况来回答以下所有问题。

三型睡眠指南
理解睡眠类型，定制28天睡眠改变计划

1. 在 1~10 的范围内，以 10 为最佳，评价你的

- 总体睡眠质量
- 轻松入睡的能力
- 夜间醒来后再次入睡的能力
- 醒来后充满活力的感觉
- 整个白天的能量水平
- 整体压力和焦虑
- 和睡眠有关的压力和焦虑
- 头脑清醒程度
- 记忆力
- 全神贯注的能力
- 工作积极性
- 工作之外的积极性
- 与人社交时的专注程度

2. 详细说明以下内容

- 入睡所需时间
- 夜间醒来的次数
- 睡眠长度
- 睡眠深度
- 用一个词来形容你的睡眠

3. 写下你下一周关于睡眠的主要目标，并写明这将如何影响你的

- 心理健康
- 身体健康

- 工作表现
- 人际关系

问责合作伙伴会议计划

- 分享你上述的反思。
- 在你读完下一周的行动计划之后，你预见到任何障碍或者限制了吗？
- 如果是的话，你将如何克服呢？详细阐明。
- 你的问责合作伙伴需要问你：为了在下一周全力支持你，我最应该做的一件事情是什么？

准备时间！

改变你的睡眠场所

- 检查你的床垫/枕头是否真的舒适（还是你在忍受它们的不适）。
- 更换你的被套和床单，确保新品由天然纤维制成，床单的支数为 200～400。
- 安装遮光百叶窗或窗帘（对昼夜轮班者尤为重要）。
- 订购加重毯子（对有焦虑问题的熊型人、狮型人和狼型人尤为重要）。
- 如果卧室室温高于 18℃，将空调调为 18℃。如有需要，配备电风扇。
- 将所有电子设备移出卧室，包括手机。

- 如果你以前习惯在床上做事情，另找一个地方做这些事情。
- 确保你的手机在另一个房间充电。
- 如有可能，调整卧室的家具（参见文本框中的内容）。

> ### 改变你的睡眠场所
>
> 第一周的当务之急是尽可能多地改变你的卧室。我指的是更换床单和被套，移除所有电子设备，甚至重新布局。这一切都很有帮助。为什么？因为这些东西会打乱你的睡眠暗示。
>
> 如果你一直睡不好觉，仅仅看到你卧室的物品就会引起压力和焦虑的神经反应。那么，你需要更换这些物品，切断卧室中的物品与失眠之间的联系。此外，这强化了一种新的路径：你在新环境中能睡得好、休息得当，醒来时才能精神焕发。

清理并补充厨房用品

清除

- 白糖
- 你通常在零食时间吃的精制高糖小吃（巧克力/蛋糕/饼干，我在看着你！）
- 咖啡（或把它隐藏得非常好）
- 健身前服用的补充剂
- 减肥补充剂（通常都含有咖啡因）

保存/购买——食品储藏室和冰箱/冰柜:

第 8 章中提供的这份"睡眠超级食品"购物清单应满足所有睡眠类型的睡眠饮食习惯。然而，先不用急着获得下面列表中的所有东西。作为开始，只需购买你的睡眠类型的 3 天食谱所需的食材：

- 坚果：核桃、杏仁、巴西果、开心果、腰果
- 坚果酱
- 种子：亚麻、奇亚籽
- 豆制品：豆奶、豆腐、豆豉、味噌
- 豆类：黑豆、白豆、红豆、棉豆、海军豆
- 豆果果实：小扁豆、鹰嘴豆
- 粗粮：藜麦、糙米、燕麦
- 茶：甘菊茶、西番莲茶、绿茶（普通和无咖啡因）、薄荷茶
- 甜叶菊（作为糖的替代品）
- 水果：香蕉、猕猴桃、牛油果、西红柿、草莓、覆盆子、蓝莓
- 蔬菜：西兰花、西葫芦、芦笋、豌豆、青豆、菠菜、羽衣甘蓝、红薯、蘑菇
- 鱼：三文鱼、金枪鱼
- 家禽：鸡肉、火鸡
- 低脂乳制品：牛奶、希腊酸奶、乳清干酪、白软干酪
- 蛋
- 植物蛋白粉

订购睡眠套件

确保你手头有你的睡眠类型常规所需的东西，例如：

- 蓝光阻隔装备：防蓝光眼镜、暖色夜灯（对狼型人尤其重要）
- 薰衣草精油，尤其是当你焦虑或彻夜难眠时（狮型人和狼型人要特别注意！）
- 纸质书
- 睡眠眼罩
- 光疗盒或光疗灯
- 数码眼镜
- 橙油
- 薄荷油
- 镇静茶

创建你的习惯追踪表

如果你还没有这么做，请参阅第 9 章来创建一个。你需要为你正在跟踪的每个习惯，以及你需要采取的每个可操作行为都创建一个。

看，只是一点点准备工作而已！一旦完成，请拍拍自己的后背：你走上了正轨！

第2周

以自我反省开始新的一周。审视你目前的状况，庆祝胜利，评估障碍。重要的是，从过去的一周中学习和成长。我知道这个过程是有效的，因为这正是我对客户所做的事情，而且我一次又一次地看到，它赋予了他们每周提升到更高水平所需的内省。然而，在变革的最初阶段，重要的是要知道你得到了支持。因此你需要每周和问责合作伙伴会面一次，来引导你取得最大的成功。

1. 完成你的每周进度报告（参见文本框中的内容）。

2. 如果你根据习惯追踪表上的激励计划达到了目标，请相应地奖励自己。

3. 根据上面的大纲，和问责合作伙伴会面。

4. 继续施行你的睡眠类型完整就寝常规 5 天。

5. 继续服用睡眠补充剂。

第 2 周至第 4 周的每周进度报告

根据过去一周的情况，在 1～10 的范围内，以 10 为最佳，评价你的：

- 总体睡眠质量
- 轻松入睡的能力
- 夜间醒来后再次入睡的能力
- 醒来后充满活力的感觉
- 整个白天的能量水平
- 整体压力和焦虑
- 和睡眠有关的压力和焦虑
- 头脑清醒程度
- 记忆力

- 全神贯注的能力
- 工作积极性
- 工作之外的积极性
- 与人社交时的专注程度

详细说明以下内容：

- 入睡所需时间
- 夜间醒来的次数
- 睡眠长度
- 睡眠深度
- 用一个词来形容你的睡眠

拿起你的习惯追踪表，根据结果，写下

- 整体上你最引以为豪的一件事情
- 你的习惯的最大优势，以及这将如何影响你的睡眠
- 你的习惯的最大挑战，以及这将如何影响你的睡眠
- 本周如何克服这一挑战

写下你未来一周在睡眠方面的主要目标, 这将如何影响你的

- 心理健康
- 身体健康
- 工作表现
- 人际关系

问责合作伙伴会议计划

- 分享你上面的回顾
- 审视你的习惯追踪表的结果
- 在你读完下一周的行动计划之后，你预见到任何障碍或限制了吗？
- 如果是的话，你将如何克服呢？详细阐明
- 你的问责合作伙伴在下一周最能帮上你的事情是什么？

行动计划补充

- 练习你的睡眠类型的完整清晨常规，至少 3 天
- 限制两个破坏睡眠的因素：咖啡因和酒精（熊型人和狮型人每天只喝一杯咖啡，所有类型的人一周内最多喝两杯酒）
- 限制你自主选择的另一个破坏睡眠的因素

第 3 周

好的，你已经完成了为期 28 天的挑战的一半。你感觉如何？我希望你尽可能地遵循了计划，在需要时向你的教练求助，当然也注意到了你的睡眠中的一些重大变化。

本周的行动计划

- 完成上文中出现过的每周进度报告

- 如果你根据习惯追踪表上的激励计划实现了目标，请适当地奖励自己
- 参加你的问责合作伙伴会议（遵循第 2 周的大纲）
- 继续练习你的睡眠类型的完整就寝常规 5 天
- 继续限制两个破坏睡眠的因素：咖啡因和酒精（熊型人和狮型人每天只喝一杯咖啡，所有类型的人一周内最多喝两杯酒）
- 继续限制你自主选择的另一个破坏睡眠的因素（与第 2 周相同）

行动计划补充

- 练习你的睡眠类型的完整清晨常规，至少 5 天
- 参照你的睡眠类型的睡眠食谱进食，至少 3 天
- 限制你自主选择的另一个破坏睡眠的因素

第 4 周

这是让奇迹发生的为期 28 天的挑战的最后一周。现在是你大放异彩的时候了！

本周的行动计划

- 完成上文中出现过的每周进度报告（在第 2 周的内容中）
- 如果你根据习惯追踪表上的激励计划实现了目标，请适当地奖励自己

- 参加你的问责合作伙伴会议（遵循第 2 周的大纲）
- 继续练习你的睡眠类型的完整就寝常规 5 天
- 继续限制两个破坏睡眠的因素：咖啡因和酒精（熊型人和狮型人每天只喝一杯咖啡，所有类型的人一周内最多喝两杯酒）
- 继续限制你自主选择的另一个破坏睡眠的因素（与第 2 周相同）
- 练习你的睡眠类型的完整清晨常规，至少 5 天
- 参照你的睡眠类型的睡眠食谱进食，至少 3 天

本周的补充

- 练习白天常规，至少 3 天
- 全天都使用你的睡眠类型的芳香疗法
- 开始你的辅助疗法
- 限制你自主选择的另一个破坏睡眠的因素

收工！

首先，我希望你感谢自己付出的努力。即使这几个星期只意味着某些领域的小幅改善，而在其他领域甚至可能会"倒退"；即使你没有达到你想要的进步，但事实是你正在采取行动，这本身就是进步的标志。请记住，结果不是通过思考创造的，而是通过行动创造的。

不过，请对自己公平一点。这是你最初的 28 天，你正在努力

重建多年来养成的习惯。即使有最好的支持、强大的系统和强烈的变革愿望，这也可能是一个不小的挑战。考虑到这些情况，你要知道，只有当你全力以赴地把计划执行到位，最好的结果才会出现。所以，如果你忘记了和睡眠辅导师会面，或者你错过了和问责合作伙伴的会议，或者你可能连续几天忘记了填写你的习惯追踪表，你要知道这些小遗漏会产生很大的不同。

但与其玩猜谜游戏，不如让我们来评估一下：你在 28 天睡眠挑战中的真实表现如何？你的高光、低谷、优势和劣势是什么？你收获了什么结果，你达成了什么目标？这就是本周总结的全部内容。

根据过去两周的情况，回答下列问题。

1. 在 1 到 10 的范围内，以 10 为最佳，评价你的

- 整体睡眠质量
- 轻松入睡的能力
- 夜间醒来后再次入睡的能力
- 醒来后充满活力的感觉
- 整个白天的能量水平
- 整体压力和焦虑
- 和睡眠有关的压力和焦虑
- 头脑清醒程度
- 记忆力
- 全神贯注的能力
- 工作积极性
- 工作之外的积极性

- 与人社交时的专注程度

2. 详细说明以下内容

- 入睡所需时间
- 夜间醒来的次数
- 睡眠长度
- 睡眠深度
- 用一个词来形容你的睡眠

3. 拿起你的习惯追踪表，根据上周的结果，写下你的

- 整体上你最引以为豪的一件事情
- 你的习惯的最大优势，以及这将如何影响你的睡眠
- 你的习惯的最大挑战，以及这将如何影响你的睡眠
- 如何克服这一挑战

4. 写下你下周的主要目标（是的，不要停下来!）

5. 这 28 天的过程将如何影响你的

- 心理健康
- 身体健康
- 工作表现
- 人际关系

回顾

- 你在为期 28 天的睡眠挑战中最大的"胜利"是什么？
- 你在睡眠中看到的最好的三个变化是什么？

- 这如何影响了：
  - 你的身体健康？
    - 因此，你可以更轻松地完成哪些事情？
  - 你的心理健康？
    - 因此，对你的身边人有何种影响？
  - 你的亲密关系、家庭和/或好友？
    - 这如何改变了你每天的"形象"？
    - 现在有没有具体的活动让你们双方都更享受？
    - 如果有，是哪些，以及如何影响你们？
  - 你的工作表现？
    - 你的同事现在如何评价你，比如说你发生了哪些改变？
    - 这如何改变了你和客户的互动？
    - 你的工作质量改变了吗？是如何改变的？

第 3 部分

你的睡眠和你的健康

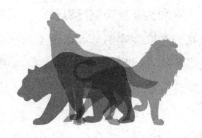

第11章

睡眠障碍，梦和异态睡眠

如果你想知道你的睡眠是否"正常"，那么就应该阅读本章。本章内容涵盖了失眠和阻塞性睡眠呼吸暂停等睡眠障碍，夜惊等异态睡眠，以及我们难以捉摸的梦。在这里，我会分享对这些问题的关键症状的见解。虽然狼型人总体上最有可能出现这些情况，但我们并不能忽视熊型人和狮型人也可能受困于这些问题的事实。

如果你担心自己的睡眠，并有这些标志性迹象，请马上就医。我相信你已经意识到，失眠不仅仅是晚上的问题，它是你整个生活的问题。熊型人、狮型人和狼型人都应该过上你们最好的生活，充满自然、光芒四射的能量。如你所知，在睡眠不足的状态下，这绝对不会发生。

失眠

"失眠"这个词在流行文化中被广泛使用。然而，如果你真是一个失眠症患者，你就会明白这个词的沉重。失眠以至少一个月的规律型和持续性睡眠问题为标志，最明显的症状之一是缺乏恢复性睡眠。虽然失眠有不同的亚型，但作为一般规则，患有失眠的人通常难以入睡和保持睡眠，醒来时精神不振，并在白天感到疲劳。

那么，造成失眠的风险因素有哪些呢？持续接触第 5 章中提到的任何破坏睡眠的因素，包括蓝光、电子设备和压力，都会危及你的睡眠。尽管如此，我们中的许多人失眠不是因为我们自己的任何过错，而是因为我们无法控制的因素。正如你在第 3 章中所读到的，衰老过程自然会减少慢波睡眠，这会导致睡眠变得更轻、睡不踏实和醒后昏昏沉沉。心理健康是另一个主要因素。佛罗里达大学 2018 年的一篇论文指出，高达 90% 的临床抑郁症患者和 70% 的广泛性焦虑症患者也患有失眠症。

那些偏爱晚上活动的人（狼型人和与狼型人有交集的熊型人）更容易失眠。

阻塞性睡眠呼吸暂停

美国路易斯安那州杜兰大学医学院的研究人员 2009 年指出，轻度阻塞性睡眠呼吸暂停以呼吸暂停（睡眠期间暂时性呼吸暂停、夜间频繁醒来、大声打鼾和白天极度疲劳）为特征，是 20% 的成年人都患有的常见疾病。不幸的是，由于这些症状很难被发现，高达 85% 的病例未被诊断出来。

就诱发因素而言，有几个关键的考虑因素。首先，与女性相比，男性患阻塞性睡眠呼吸暂停的可能性是女性的 3 倍。如果再加上体重过重，风险就会进一步增加。肥胖的人患阻塞性睡眠呼吸暂停的可能性要高出正常人 7 倍。2012 年的一项调查表明，体重每超过健康体重范围 10%，睡眠呼吸暂停的严重程度就会增加 32%。

正如 2018 年发表的一项研究所指出的那样，即使少量饮酒，也会使睡眠呼吸暂停的风险增加 29%。该研究还发现，随着酒精摄入量的增加，这一数字会增加到 41%。所以，是的，喝五杯酒比喝一杯酒更糟糕。

噩梦

噩梦发生在快速眼球运动睡眠中，因此通常出现在凌晨 3 点之后。我们中的大多数人不时会经历噩梦，噩梦通常是由压力引发的，无论是潜意识的还是意识层面的。对于那些"压抑"情绪的人来说，噩梦尤其常见。因为在睡眠期间，你的意识防御机制下降，所以噩梦为你受压抑的情绪提供了一个发挥的空间。

夜惊

尽管它们听起来很相似，但夜惊与噩梦有很大不同。首先，夜惊极为罕见。其次，与噩梦不同，夜惊发生在非快速眼球运动睡眠中，通常在凌晨 3 点之前。最后，夜惊很容易识别——"刺耳的尖叫"、踢腿、叫喊和出汗是常见的症状。虽然观察者可以看到夜惊者处于极度痛苦之中，但这种异态睡眠最糟糕的方面之一是夜惊者对安抚没有反应。父母和看护人能做的只是等待夜惊自行消退。夜惊很难预测。我们对它知之甚少。但是，和噩梦一样，它被认为是由压力引发的。

梦游

梦游实际上并不是合适的名字。它绝不仅仅指在睡梦中**走路**。梦游可能还包括在睡梦中做饭、上厕所，甚至阅读。梦游者的活动就像他们醒着时一样。可怕的是，他们睁着眼睛，看起来像是醒着。然而，他们实际上处于深度睡眠状态，因此不知道自己在做什么。这可能对他们自己和周围的人构成危险。

幸运的是，只有一小部分成年人会梦游。但是，它在儿童中可能会更常见。造成梦游的风险因素主要是压力。挪威科技大学2019 年的一篇论文指出，66%的梦游者在发作的前几天承受着很大的压力。类似地，患有焦虑症或抑郁症等精神疾病意味着你梦游的可能性要高出 4 倍。考虑到这些疾病和压力之间的相互关系，这也许并不令人惊讶。酒精是另一个诱发因素。药物使用也可能是一种诱因。

虽然到目前为止还没有证据表明哪种睡眠类型的风险最大，但根据风险因素及其人们在它们面前的脆弱性，我们可以推断出狼型人可能风险最大。与狮型人和熊型人相比，狼型人更容易患双相型情感障碍、抑郁和焦虑。同样，在所有睡眠类型中，他们最有可能使用安眠类药物和酒精。

梦话

与其他异态睡眠一样，梦话通常与压力有关，并且更有可能发生在有心理健康问题的人身上。此外，就像噩梦一样，大多数人在生活中的某个阶段都会说梦话。无须担心。

梦

梦对我们来说是个谜。它为什么会发生？它意味着什么？为什么我们可以记住一些梦，但不记得其他一些梦？

首先，很抱歉，科研人员仍然不知道我们**为什么**会做梦。当然，其中一个原因可能是压力，但做梦与压力之间没有明确的相关性。我们都想知道的另一件事是：我们的梦代表什么？同样，不幸的消息是相关的研究并没有告诉我们什么线索。最后，我们每晚都做梦吗？答案被认为是肯定的。科研人员确定的是，梦发生在快速眼球运动睡眠阶段，也就是记忆巩固和情绪处理发生的时候。

回顾

★ 你有没有意识到自己有失眠的任何迹象？如果有，有哪些？

★ 你是否有任何睡眠障碍或异态睡眠的症状？

★　如果有的话，它如何影响你的日常生活？

★　你是否怀疑你的家人或朋友患有睡眠障碍或异态睡眠？

★　你做梦吗？

★　阅读本章后你最大的收获是什么？

第 12 章

与睡眠不良有关的健康问题

我对睡眠研究如此热衷的原因之一是睡眠不佳与健康状况，尤其是与心理健康之间的联系。虽然我们都知道在睡眠不足或一夜难眠之后的第二天，我们会感觉头昏脑涨，但我坚信人们对失眠危害的严重性仍然缺乏足够认识。我也认识到，我们中的许多人都在与不佳的健康状况做斗争。

考虑到这一点，我想强调睡眠与健康之间的相互关系，并向你保证，通过改善睡眠，你还可以改善其他一些常见的健康问题。

情绪障碍

抑郁

抑郁与睡眠不佳之间存在很强的相关性。英国布里斯托大学 2008 年的一篇研究论文发现，97% 的抑郁症患者同时有睡眠障碍。具体来说，这些患者中 59% 的人经常在夜间醒来，61% 的人醒来过早（凌晨 3 点到 4 点）。

当我们睡眠不足时，抑郁症也会恶化，甚至于情绪障碍的程度可以反映睡眠不足的程度。失眠的人，也就是长期睡眠不足的人，患抑郁症的可能性要比普通人高 10 倍。

在睡眠结构方面，抑郁症患者在快速眼球运动睡眠阶段的时间更多，在慢波睡眠阶段的时间更少，并且有昼夜节律延迟问题。他们通常比正常人更晚入睡和醒来。你应该还记得，这种睡眠模式是狼型人的特征。事实上，2013 年《国际生物钟学》上的一篇论文发现，狼型人患抑郁症的可能性是狮型人的 4 倍，几乎是熊型人的 2 倍。

焦虑/焦虑障碍

尽管焦虑这一社会性问题被广泛提及，但我仍需要强调焦虑和失眠之间的联系。正如我在第 1 章中提到的，美国芝加哥大学的研究发现，只要一晚睡眠不足，人体的压力激素皮质醇就会增加 37%。因此，一夜睡眠不足后，第二天你感到焦虑、紧张和"难以关机"放松就不足为怪了。这种情况会持续到第二天晚上。

长期来看，失眠和焦虑会相互推动。2013 年《睡眠》杂志上的一篇论文指出，失眠症患者患焦虑障碍的可能性比正常人要高出 17 倍，而多达 70%的广泛性焦虑症患者同时也有失眠症状。

如前所述，就睡眠类型而言，狼型人患焦虑障碍的风险最大。之后依次是狮型人和熊型人。

双相型情感障碍

双相型情感障碍患者会交替经历抑郁期和躁狂期，其间有稳定的情绪期。双相型情感障碍和睡眠问题之间存在很强的相关性。2016 年美国哈佛大学医学院的一项调查发现，99%的双相型情感障碍患者在躁狂状态下难以入睡或保持睡眠状态，而 78%的患者会在抑郁阶段睡过头。此外，在抑郁期和躁狂期之间的阶段，70%的患者经历过睡眠障碍。证据还表明，睡眠不足会加剧双相型情感障碍的症状。

创伤后应激障碍

睡眠和压力密不可分，因此研究人员发现睡眠和创伤后应激障碍之间存在联系也就不足为奇了。事实上，发表在医学杂志《中枢神经系统药物》上的研究结果指出，91% 的创伤后应激障碍患者难以入睡和保持睡眠状态，而且创伤的严重程度通常决定了睡眠问题的严重程度。

不幸的是，即使他们确实在睡觉，创伤后应激障碍患者也面临着一场艰苦的战斗：他们通常在非快速眼球运动第一阶段（轻度睡眠）的时间比例更高，慢波睡眠较少，快速眼球运动睡眠过多，并时常伴随着噩梦和夜惊等异态睡眠。

惊恐发作

我经历过几次惊恐发作。它们非常可怕。想想心跳加速、出汗和世界即将崩溃的感觉吧。

2003 年发表在《临床神经科学对话》杂志上的一篇论文指出，在有惊恐发作的实验参与者中，68%的人难以入睡，77%的人有睡眠不安、睡眠障碍。此外，67%的惊恐发作者也有失眠症。

惊恐发作是焦虑症的一个子类别。与熊型人和狮型人相比，狼型人可能会更有可能出现此问题。

物质滥用

酒精

正如第 5 章所强调的，酒精无疑会影响睡眠，尤其是在酗酒无度时。美国俄亥俄大学医院 2009 年的研究发现，97%的酗酒者也有严重的睡眠障碍。我在第 5 章中曾提到，即使是轻度饮酒也会抑制快速眼球运动睡眠并影响睡眠质量。而且你体内摄入的酒精越多，抑制效果就越严重。

另一方面，美国爱达荷州立大学 2015 年的一篇论文指出，睡眠困难的人酗酒的可能性高达 65%。因此，我们可以看到失眠和酗酒这两种情况相互强化。

就睡眠类型而言，《国际生物钟学》2012 年发表的研究表明，狼型人比熊型人或狮型人更容易使用和滥用酒精。

进食障碍

神经性厌食症和神经性贪食症

我直到最近才战胜了困扰我十多年的厌食症。就个人经验而言，饮食失调会影响一切，包括睡眠。韩国延世大学 2010 年的一项研究发现，有 50%的饮食失调症患者，尤其是厌食症和贪食症患者，会出现睡眠障碍，通常他们的睡眠较轻、睡眠恢复性较差且睡眠较少。该研究还发现，患有厌食症和贪食症的人通常有异常的昼夜节律周期——25%的人有过早的周期（晚上 9 点之前睡觉，凌晨 5 点前起床），另外 20%的人则有过晚的周期（凌晨 1 点之后睡觉，上午 9 点后起床）。

这背后有几个原因。首先，厌食症患者通常缺乏营养。你可能还记得，这是一个严重破坏睡眠的因素。类似地，那些患有饮食失调症，尤其是贪食症的人，也经常有肠道问题，这可能会影响他们的营养吸收和睡眠。最后，那些患有饮食失调症的人通常也有情绪障碍，这进一步增加了他们睡眠不佳的风险。

体重超标：肥胖和超重

你的体重和睡眠质量之间存在联系。2019 年发表在《自然与睡眠科学》杂志上的一项研究发现，与体重正常的人相比，肥胖的人睡眠质量差的可能性要高出 67%，每晚睡眠时间少于 6 小时的可能性则高出 1 倍。然而，在那些超重的人身上也观察到了类似的结果。

另一方面，睡眠不足已被证明会促进体重增加。如第 1 章所述，美国芝加哥大学 2004 年的一项研究发现，仅仅两晚睡眠不足后，饥饿激素增加了 28%，饱腹激素瘦素减少了 18%，对高碳水化合物的渴望增加了高达 45%。

疾病

肠道疾病：胃食管反流病或肠易激综合征

肠道内健康的微生物菌群可以支持睡眠。那些肠道健康受损的人，无论是患有胃食管反流病还是肠易激综合征，更有可能睡眠不良。事实上，韩国梨花女子大学 2010 年的研究发现，有胃灼热等胃食管反流病症状的人中，49%难以入睡，58%发现难以保持睡眠状态。类似地，57%的肠易激综合征患者有睡眠中断的情况。有证据表明，病症越严重，他们的睡眠质量就越差。

然而，睡眠不足经常也可能先于这些情况出现。美国乔治·华盛顿大学 2015 年发表的一篇论文强调，失眠者患胃食管反流病的可能性会增加 3 倍。

与前面的情况类似的是，这些病况似乎相互强化。这是有道理的。睡眠不足会减少健康的肠道细菌，损害我们产生快乐激素——血清素的能力，从而影响褪黑素的分泌。它还会影响我们吸收睡眠所需的关键微量营养素的能力，例如 Omega-3 脂肪酸。

由于狼型人普遍睡眠不足，他们特别容易患上这些疾病，因此应该格外小心，以保护他们的肠道健康和睡眠健康。

2 型糖尿病

对于狼型人，我要很遗憾地说，还有更不幸的消息：英国诺森比亚大学 2019 年的一篇论文指出，狼型人患 2 型糖尿病的可能性是其他睡眠类型的 2.5 倍。但是，如果睡眠不足，熊型人和狮型人也处于危险之中。2015 年中国台湾的长庚大学一项研究发现，与那些每晚睡 7～9 个小时的人相比，每晚睡眠不足 5 小时的人患 2 型糖尿病的可能性要增加 5 倍。是的，**5 倍**。

对所有睡眠类型的人来说，睡眠不足和糖尿病都密切相关。睡眠不足会导致胰岛素抵抗，从而促使糖摄入量增加，并可能增加体重。所有这些因素都会增加患 2 型糖尿病的风险。

心血管疾病

心血管疾病是全球主要杀手之一。我们都需要尽可能降低患心血管疾病的风险。美国华盛顿医学研究所 2006 年发表的一篇论文指出，每晚睡眠不足 5 小时会使心脏病发作的可能性惊人地提高 45%。此外，该证据还表明，你的睡眠不足越严重，心脏病发作的风险就越大。

就睡眠类型而言，美国芝加哥的西北大学的一篇研究论文指出，你越是晚上活跃，患心血管疾病的风险就越大。所以，狼型人，请注意。但熊型人和狮型人也不能免除风险。美国科罗拉多大学 2014 年的一项研究表明，睡眠的中断会增加心脏病发作的风险，而这一规律适用于任何睡眠类型。

慢性疼痛

正如我们许多人都知道的，关节炎和纤维肌痛等慢性疼痛会影响睡眠。慢性疼痛不仅会让你整夜辗转反侧，还会增加对破坏睡眠的药物（例如可待因、吗啡和阿司匹林）的需求。此外，正如中国吉林大学 2017 年发表的一篇论文所指出的，85%的慢性疼痛患者患有抑郁症，这间接增加了睡眠问题的风险。

不育

怀孕和生孩子**本应该**是生命中最快乐的时光之一……除非它不是自然发生的。虽然我没有亲身经历过，但在听到朋友和家人的心碎故事后，我对那些与不育症做斗争的人深表同情。我能想象到，这一定非常令人难过。考虑到这一点，我有动力来分享我对睡眠的理解，以帮助你和你的伴侣。

从统计数据来看，充足的睡眠对男女都很重要。对于女性来说，2002 年发表在《生育与不育》杂志上的一项研究强调，与睡眠不足 8 小时的女性相比，睡 8 小时以上的女性体内的促卵泡激素（一种有助于控制月经周期和卵巢产生卵子的激素）增加了 20%。对于男性来说，美国得克萨斯州贝勒医学院 2017 年的一项研究发现，与睡眠充足时相比，男性睡眠不足时，也就是说一周内每晚只睡 5 小时，产生的睾丸激素减少了 10%到 15%。

阿尔茨海默症

西班牙瓦伦西亚大学 2020 年的一份报告指出，如果你有睡眠问题，你患阿尔茨海默症的风险会增加 51%。

我在前面几次提到，这里的一个主要因素是 β-淀粉样蛋白。它是一种神经毒素，会导致记忆力受损，它与睡眠不足有关。美国国立卫生研究院 2018 年的一篇论文指出，仅仅一晚睡眠不足就会使 β-淀粉样蛋白水平增加 5%。当睡眠不足成为慢性病时，β-淀粉样蛋白会继续在大脑中积聚，并形成斑块，从而导致更严重的记忆丧失，这是阿尔茨海默氏症的典型症状。

就睡眠类型而言，在我撰写本文时，还没有发现这种疾病与特定的昼夜节律偏好之间有显著相关性。

回顾

★ 你是否患有上述疾病的任何一种？如果有，有哪些？

★ 你有没有注意到，如果你有一个晚上，或者几个晚上睡得不好，你的疾病症状会变得更糟？

★ 文中有哪些研究结果让你感到惊讶？

★ 这一章你最大的收获是什么？

结束语

在本书的末尾，我想感谢你。你在这段旅程中走了这么远，并信任我能改善你的睡眠和生活。无论你准备做所有事情，还是只做一件事情，我只要求你赶紧**行动**。

我深深知道，改变来自**行动**，而不是意图。我也知道，在内心深处，这就是我们在这里的原因：为了改变。成长，进化，成为最好的自己。而且我深信，通过使用这些策略，接受我的建议并获得你需要的支持，改变将会发生。

你会开始睡得更多，活得更精彩，生活得更充实。

你将开始成为你真正想成为的自己：一个充满活力、热情和容光焕发的人。我知道那个人在你心中，也知道当你得到你需要的睡眠时，你也会感受到这一点。

最后，我希望你把这看作我们的旅途的开始，而不是结束。请随时通过电子邮件（enquiries@oliviaarezzolo.com.au）或Instagram（@oliviaarezzolo）与我联系。我特别期待你来分享未来旅程的高潮和低谷。

请记住，现在是开始行动的时候了，唯一能改变你生活的人就是你自己。你拥有你需要的所有工具：你的个性化睡眠类型策略、我的支持以及今晚开始使用这些工具的机会。今晚就运用这些工具获得你应得的美好睡眠。

我的朋友们，睡个好觉吧，不管你是熊型人、狮型人还是狼型人。

爱你们的辅导师奥莉维亚。

更多信息，可以浏览我的网站 www.oliviaarezzolo.com.au

在 BOOK BONUSES 栏目下，你能找到如下资料：

Baseline sleep survey

Weekly progress report

Final sleep survey

Habit tracker template

Shopping list

Affirmation

术语表

β-淀粉样蛋白   "淀粉样前体蛋白"这种较大蛋白质的一小部分。β-淀粉样蛋白可以积聚成微观斑块，这些斑块被认为是受阿尔茨海默症影响的大脑的显著特征。

皮质醇   肾上腺在体内产生的一种激素。它主要在人承受压力时释放。

多巴胺   一种在大脑内产生的神经递质，与快乐和奖励密切相关。

GABA   γ-氨基丁酸；一种通过大脑和神经系统发送化学信息的神经递质。它在身体对压力的反应中起着重要作用。

饥饿激素释放肽   一种控制食欲的重要消化激素。

人类生长激素   这种激素由脑垂体产生，控制身高、骨骼长度和肌肉生长。

瘦素   一种由身体脂肪细胞产生的激素，对食欲和体

	重控制至关重要；通常被称为"饱腹感激素"。
褪黑素	大脑中产生的一种激素。它调节睡眠—觉醒周期。它也可以作为补充剂服用。
快速眼球运动睡眠	也称为矛盾睡眠。在快速眼球运动睡眠期间，大脑高度活跃，阿尔法、贝塔和伽马脑电波在起作用，而伽马脑电波最为活跃。平均而言，25%的睡眠时间是快速眼球运动睡眠，主要集中在睡眠最后 1/3 的时间段里。
睡眠惯性	睡醒后可能会有的昏昏沉沉、晕头转向、困倦、认知障碍等体验。
睡眠潜伏期	完成从完全清醒到睡眠所需的时间。
非快速眼球运动第一阶段	你入睡后立刻发生的睡眠阶段。时间很短（通常不到 10 分钟）。它属于轻度睡眠。在此阶段，你很容易被唤醒。
非快速眼球运动第二阶段	在此阶段中，你不像在第一阶段那样容易被唤醒。你体温降低，呼吸和心跳频率变得更有规律。大脑也开始经历被称为睡眠梭状波的脑电波活动爆发。这被认为是记忆巩固的一个特征。
非快速眼球运动第三和第四阶段	也称慢波睡眠。在这个阶段开始出现被称为德尔塔波的深而慢的脑电波。它通常发生在睡眠前 2/3 时间（通常在凌晨 3 点之前），对精神和身体的恢复都至关重要。
环境钟	影响你的昼夜节律的环境因素或事件（例如光线的明暗）。